ABRÉGE DE MÉSOTHÉRAPIE ÉLECTRONIQUE ET MANUELLE

Du même auteur, chez le même éditeur :

La mésothérapie. Une conception nouvelle de la thérapeutique, 1re édit. 1961, 2e édit. 1967 (épuisé).

Les micro-injections de la Mésothérapie 1971 (épuisé).

Un défi thérapeutique : Mésothérapie, 3e édit. 1979.

Michel PISTOR

ABRÉGÉ DE MÉSOTHÉRAPIE ÉLECTRONIQUE ET MANUELLE

MALOINE S.A. EDITEUR
27, rue de l'École-de-Médecine - 75006 PARIS
1981

ISBN 2-224-00695-0

LISTE DES ABREVIATIONS PAR ORDRE ALPHABETIQUE

Acu.	Acupuncture
Antibio. U.	Antibiotique utile (déterminé par l'antibiogramme)
Conj.	Conjonctyl
Cort. Solu.	Corticoïde soluble
CPC	Coup par coup
D+G	Droite et gauche
D.J. ou D.Jet	Dermo-Jet
Duct.	Ducton
Ex.	Exemple
Fré.	Fréquence de traitement
H_2O qsp	Eau distillée ou sérum physiologique en quantité suffisante pour ...
I.C.	Injection continue
I.D.	Intra-dermique
I.M.	Intra-musculaire
Iodog.	Iodogluthional B1 100 mg
Le Méso.	Le Mésothérapeute
Méso.	Mésothérapie
M.I.C. 18	Multi-Injecteur Circulaire 18 aiguilles
M.I.L.	Multi-Injecteur Linéaire
M.P.	Multi-Poncteur
M.P.P.	Multi-Poncteur de Précision
M.U.	Mélange utilisé
M.V.L.	Micro-Vaccination locale
Neurip.	Neuriplège
OBS	Observation (s)
OPH	Ophtalmologie
Percut.	Percutalgine pommade ou Dectancyl à 2,5/1000 (pommade)
Pér. Hép.	Péridil Héparine
Proca.	Procaïne
S/C	Sous-Cutanée
Solur.	Solurutine
Théra.	Thérapeutique
V. Jet	Vacci-Jet

Nota:

Quand sur une page, figurent plusieurs appareils et mélanges, les mélanges correspondant aux appareils sont inscrits au même niveau.

AVANT PROPOS

Depuis vingt sept ans, la plupart de mes amis, surtout quand ils sont médecins, me supplient de ne montrer qu'un aspect positif de la MESOTHERAPIE, par exemple la migraine, en évitant à tout prix de prôner comme je l'ai toujours fait, tous ses mérites dans tous les domaines et jusqu'en ophtalmologie où je n'ai aucune compétence... Cette façon de faire paraî-il, retire toute crédidibilité à la MESOTHERAPIE.

Présenter la MESOTHERAPIE comme une "bonne à tout faire" de la médecine courante, serait une faute tactique. Ceci est probablement vrai, mais comme j'ai toujours pensé que sa grande polyvalence était la meilleure caractéristique de ce traitement, je me suis toujours refusé à restreindre volontairement et par calcul, les possibilités de la MESOTHERAPIE, même pour essayer de la rendre plus vite crédible.

Il y a des moments où il faut refuser de plier l'échine.

Depuis vingt sept ans, je pense que l'année qui vient, va me donner raison, et je sais qu'un jour ce sera vrai. (1981)

MESOTHERAPIE ELECTRONIQUE

(Pour moi 80% de la Mésothérapie en 1981)

Définition

Qu'elle soit manuelle ou électronique, la Mésothérapie peut être définie comme étant une allopathie LEGERE, PARENTERALE, POLYVALENTE et REGIONNALISEE.

- ALLOPATHIE.
  Les médicaments sont ceux de la pharmacopée française.

- LEGERE: Tant pour l'estomac du malade avec nos faibles doses que pour ses finances et celles de la Sécurité Sociale avec nos séances assez rares et nos malades vite améliorés.

- PARENTERALE: Nous pratiquons des micro-injections intra-dermiques et Sous-cutanées avec une aiguille de Lebel de 5 mm.

- POLYVALENTE: Dans presque tout les chapitres de la médecine, il y a une ou plusieurs indications pour nos techniques.

- REGIONNALISEE: Nous attaquons la douleur, l'allergie ou l'infection là où elle se trouve, ou le plus près possible de ce point.

Aidé par mon gendre, l'Ingénieur Pascal MUIS pour les premières ébauches, puis par les remarquables techniciens de la Sté Endoscoptic et des Ets. GUERIN, j'ai fait réaliser à partir de l'idée d'un berceau porte-seringue mobile capable d'injection, de volume, de fréquence et de cadence variables, un appareil susceptible de réaliser ces performances, connu désormais sous le nom de "PISTORMATIC".

DESCRIPTION DE L'APPAREIL

Deux appareils distincts sont reliés par un câble, l'un est un pistolet, l'autre est un boîtier électronique.

LE PISTOLET: Poids: 1,5 kg, longueur: 30 cm sera tenu solidement en main. Sur sa partie supérieure est placé le berceau mobile qui porte une seringue en plastique type standard: 5 ou 10 ml armée d'une aiguille de Lebel de 5 mm de long pour 6/10 mm de section.

L'implantation de l'ensemble aiguille(Lebel)-seringue est réalisé par un électro-aimant mis en action en appuyant sur un bouton. Le piston de la seringue avance pour injecter une dose voulue de n'importe quel médicament standard injectable à une vitesse pré-réglée, en injection intra-dermique ou sous-cutanée selon l'oblicuité de l'aiguille par rapport à la peau. La cadence, la vitesse et le volume des injections sont programmés sur une boîte séparée dont les dimensions sont 28 cm × 19 cm × 13 cm.

Le programme permet:

1/ De faire pénétrer très vite et presque sans douleur, la petite aiguille dans la peau.

2/ D'être précis, car l'aiguille peut presque toucher la peau avant la pénétration.

3/ D'injecter une très petite partie (gouttelette) ou plus grande (injection continue à une vitesse voulue, et sans participation manuelle.

4/ De pratiquer des micro-injections instantannées à la cadence de trois ou quatre à la seconde avec chaque fois la pénétration d'une gouttelette sous la peau.

VOICI LES TROIS EXEMPLES DE PROGRAMMATIONS ET DE MELANGES UTILISABLES PAR LE PRATICIEN DANS LA MEDECINE DE TOUS LES JOURS, AINSI QU'EN MESOTHERAPIE MANUELLE:

a) ✱ = Coup par coup (CPC) qui n'injecte que quelques gouttes à chauqe détente. Cette micro-injection instantanée très peu douloureuse est pour moi la meilleure et la plus fréquente en Mésothérapie électronique. Elle ne peut être réalisée à la main qu'imparfaitement.

b) ○ = Injection continue (IC) souvent conseillée pour la première séance, on peut cependant s'en passer parfois. Ces nuances de la Mésothérapie ne peuvent être décrites dans un abrégé. L'enseignement pratique reste irremplaçable (voir en fin d'ouvrage)
Compter en général trois secondes après la détente pour un réglage de vitesse moyen.

c) •••• = Rafales, jusqu'à six micro-plaies à la seconde. C'est le nouveau multi-poncteur quasi-indolore. L'application de pommades calmantes (type Neuriplège), diffusantes (Thiomucase) est souvent souhaitable après les rafales, en particulier pour la dermatologie où la thérapeutique par pommade est valorisée.

NE JAMAIS OUBLIER QU'EN GENERAL UNE SEANCE DE MESOTHERAPIE NE COMPORTE QUE QUELQUES GOUTTES DES MELANGES INDIQUES AVEC UN VOLUME INJECTE QUI NE DEPASSE PRATIQUEMENT JAMAIS DEUX ML DES MELANGES PROPOSES.

PEU, RAREMENT, AU BON ENDROIT,
TEL DOIT ETRE NOTRE USAGE DU
MEDICAMENT EN MESOTHERAPIE

IMPORTANT

1/ **QUELQUES GOUTTES SEULEMENT DE TOUS LES MELANGES INDIQUES SUFFISENT EN GENERAL POUR UNE SEANCE. (DEUX MILLILITRES AU MAXIMUM) CETTE NOTION CAPITALE SERA REPETEE, ELLE POURRAIT ETRE ECRITE A CHAQUE PAGE.**

2/ Dans la colonne "programmer", les chiffres indiquent un ordre d'utilisation souvent souhaitable pour le traitement proposé.

3/ Explication des symboles

* = CPC (coup par coup)	= INJ. INSTANTANEE ORIGINALE
O = IC(compter trois secondes mentalement)	= INJECTION CONTINUE Ce type d'injection remplace le multi-injecteur linéaire.
•••• = RAFALE (zone couverte par plusieurs rafales en ligne)	= C'est ce qui peut remplacer un multi-poncteur; et qui est beaucoup moins douloureux.

4/ Les mélanges et les fréquences sont proposés, jamais imposés dans cet abrégé où il faudra toujours moduler. Chaque maladie est originale parce qu'elle s'attaque à un malade unique. Le médecin doit aussi être chaque fois différent. La Mésothérapie est de la médecine "sur mesure", ce n'est pas "un prêt-à-porter" médical.

5/ Ces traitements sont établis pour une seringue de 10 ml standard.

6/ Comme l'a dit très justement le Dr. DALLOZ-BOURGUIGNON, l'injecteur électronique est "l'instrument global" capable de réaliser les mêmes traitements qu'auparavant avec trois appareils: aiguille simple, multi-injecteur, multi-poncteur.
Pour la Mésothérapie manuelle, on peut extrapoler à partir de ce livre si l'on désire traiter avec des techniques manuelles:

IC = mono-aiguille ou multi-injecteur linéaire (inj. normale)
RAFALES = Multi-poncteur
CPC = injection en mono-aiguille rapide.

Cette méthode manuelle reste parfaitement valable, surtout quand la Mésothérapie doit être faite au domicile du malade ou quand le mésothérapeute ancien en a pris l'habitude.

7/ Mieux que tout abrégé, livre ou imprimé, c'est en pratiquant que l'on apprend (voir liste des stages possibles en fin d'ouvrages).

TECHNIQUE

Le malade étant allongé, la peau désinfectée, l'opérateur remplit sa seringue de 10 ml avec le mélange qu'il a choisi au moyen d'un trocart. Il fixe ensuite la petite aiguille, chasse la dernière bulle d'air, et place sur le berceau mobile cette seringue pleine.
Il tire alors en l'air plusieurs CPC pour s'assurer que les gouttes viennent à l'aiguille.
Il pose ensuite son pistolet sur la peau du malade et bascule lentement l'appareil pour que l'aiguille arrive tout près de la peau, sans la toucher. La programmation utile ayant été affichée auparavant sur le boîtier, il ne lui reste qu'à presser le bouton pour que l'injection soit réalisée par la machine. S'il s'agit d'un coup par coup, il déplace un peu son injecteur après chaque coup, puis récidive. S'il s'agit d'une injection continue, il compte mentalement trois secondes et arrête l'injection. S'il s'agit d'une rafale, il peut promener son aiguille à environ 1 cm de la peau pour créer de nombreuses micro-plaies.
Les rafales trop rapides et trop appuyées peuvent entraîner une éraflure linéaire disgracieuse, mais sans danger. Il est comme toujours en médecine, indispensable de voir pratiquer un confrère avant d'agir soi-même.

Cas particuliers

Les injections sur la boîte crânienne seront pratiquées soit dans un pli cutané, pincé par la main gauche (front, tempes: traitement des migraines et des insomnies), soit pour le cuir chevelu, en rafales faites d'abord dans le vide, puis très obliquement, de plus en plus près jusqu'à ce que le malade annonce la sensation de picotements.

Les micro-injections sous-palpébrales seront impérativement faites à la main près des sourcils.

Pour les doigts, CPC et rafales seront utilisés de préférence.

ABCES (Amygdales)

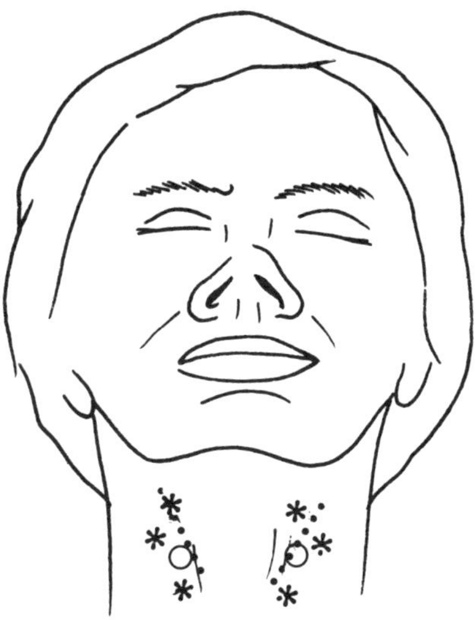

Programmer

1/ ✱

2/ ....

3/ O

Ex. de mélanges

Divasta.................. 1 ml
Procaïne 1%............ 1 ml
Antibiotique utile 1/4 de la dose injectable I.M. moyenne

et Procaïne 1%............ 1 ml
Dilar...................... 1 ampoule

(Les deux mélanges sont faits consécutivement)

Observations:

Pratiquer 3 ou 4 CPC à droite, puis à gauche, ces micro-injections instantanées pouvant être doubles ou triples, c'est-à-dire que l'aiguille étant en place après la 1ère injection, l'appareil est suffisament rapproché pour qu'elle ne sorte pas complètement et un 2ème, puis un 3ème CPC peuvent être pratiqués dans le même trou d'aiguille donc d'une façon totalement indolore, ce qui fera 3 gouttes au lieu d'une seule. Selon l'intensité des phénomènes (douleur, fièvre, etc...) on pourra faire des CPC unique, double ou triple. Comme pour tous les mélanges indiqués, quelques gouttes suffisent.

Fréquence:

Une seule séance est parfois suffisante. Si la 2ème séance est nécessaire, deux ou trois jours après la 1ère, ne pas hésiter à changer de mélange.

ACNE

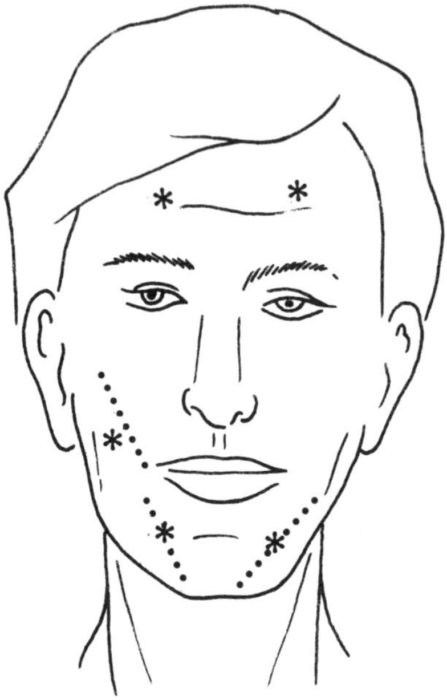

Programmer

1/ ✱

2/ ••••

3/ ○ parfois en 2ème séance

Ex. de mélange

Divasta.................. 2 ml
Procaïne 1% .... 2 ml
Iodo-Gluthional........ 2 ml

Observations:

Les injections CPC seront simple, double ou triple, selon que les éléments seront volumineux ou pas; les micro-injections instantanées réalisent l'essentiel du traitement.
Au niveau du front, il faut former un pli cutané afin de piquer la peau sans risquer de heurter l'os avec la pointe de l'aiguille. Le traitement doit toujours être dirigé dans la lésion d'acné et non pas dans la peau saine. Il faudra toujours associer les massages faciaux et faire au moins une séance par mois jusqu'à l'obtention de 50% d'amélioration. On peut alors stopper le traitement de mésothérapie. Les rafales sont facultatives ,et surtout efficaces pour le traitement des cicatrices d'acné; elles ne doivent pas être douloureuses et ne provoquer que très rarement un léger point rouge de saignement.

Fréquence:

Selon les résultats cliniques, toutes les deux semaines ou tous les deux mois, selon les progrès cliniques visibles.

ACOUPHENES (ressentis à droite)

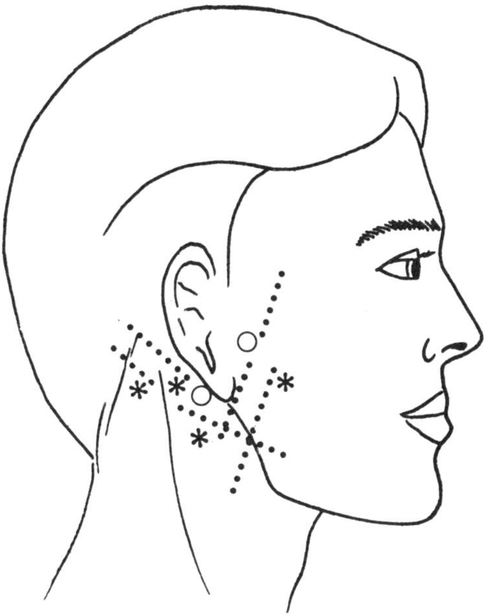

Programmer

1/ ○

2/ ✱

3/ ••••

Ex. de mélange

Procaïne 1%................ 3 ml
Iodogluthional............. 3 ml
Iodhéparine................. 1 ml

Observations:

Faire deux injections continues de 3 secondes aux emplacements indiqués par le petit rond à l'encre, puis 4 CPC tantôt simples, tantôt doubles aux emplacements visibles sur le schéma.
Une rafale légère peu appuyée terminera le traitement.

Fréquence:

Tous les deux ou trois mois.

ACROCYANOSE et aussi jambes froides, jambes lourdes

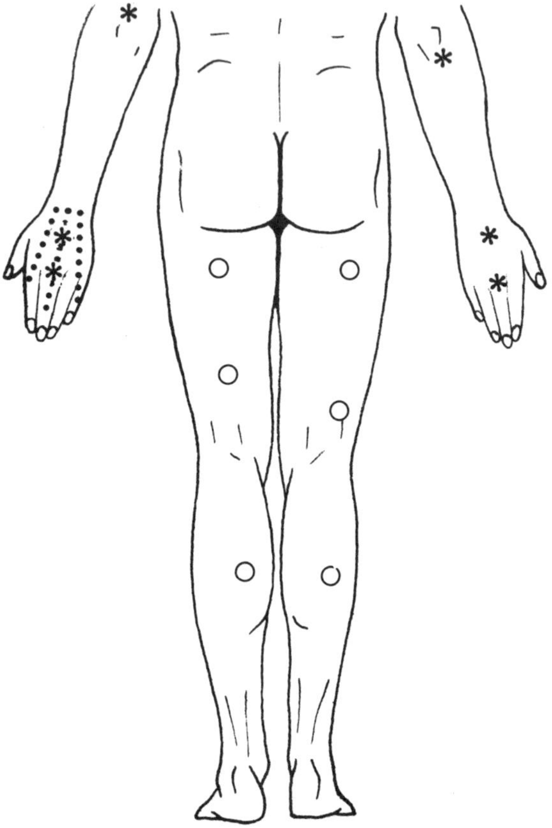

Programmer

1/ O

2/ ✱

3/ ••••

Ex. de mélange

Procaïne 1%............. 3 ml
Praxilène................ 1 ml
Iodo-Gluthional......... 2 ml
Péridil-Héparine....... 1 ml

Observations:

Si le résultat immédiat, sensation d'allègement "à la marche" n'est pas obtenu, on peut pratiquer une ou deux IC supplémentaires. Il est souvent utile d'enduire les zones de rafale avec le Neuriplège-crème qui pourra être utilisé aussi d'une façon discontinue entre les séances de Mésothérapie.

Fréquence:

Environ tous les deux mois, mais des séances plus fréquentes sont parfois nécessaires.

ACROPARESTHESIES (de la main) Voir syndrome de Raynaud

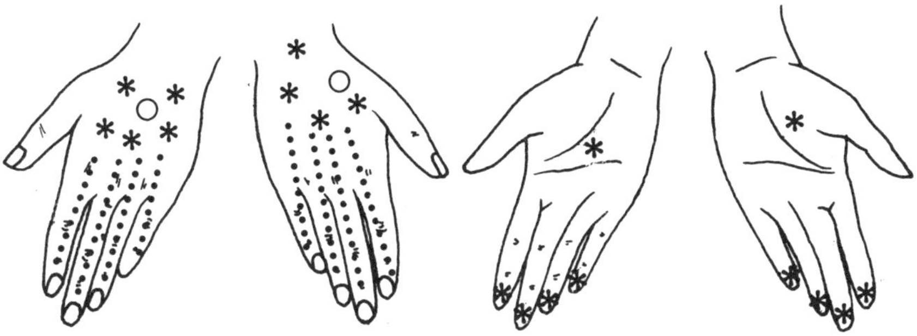

Programmer

1/ ○

2/ ✱

3/ ••••

Ex. de mélange

Procaïne 1%............. 1 ml
Bénerva..................... 1 ml
Nicyl....................... 1 ml
Praxilène................. 1 ml

Observations:

L'injection continue (IC) de 3 secondes sera faite sur la face dorsale de la main.
L'injection CPC sur le bout de tous les doigts et de courtes rafales superficielles sur chacun des doigts séparément. Ces rafales seront rapides et ne doivent pas faire saigner mais seulement picoter fortement.

Fréquence:

Une séance tous les deux mois est souvent suffisante, mais d'autres stimulations par rafales plus fréquentes peuvent être nécessaires.

ADENITE (simple)

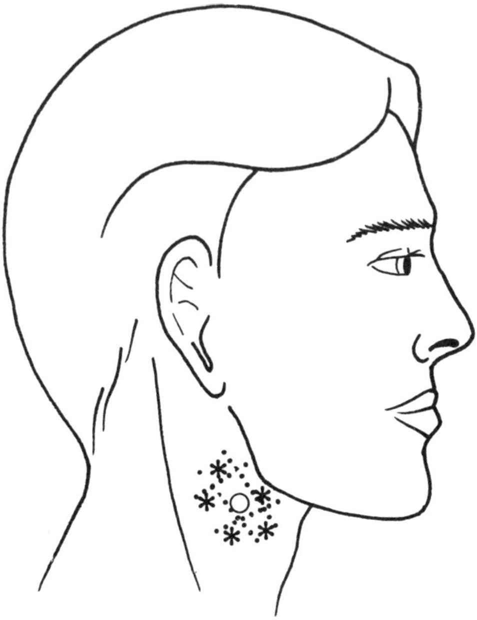

Programmer

1/ O

2/ *

3/ ....

Ex. de mélange

Procaïne 1%............ 3 ml
Divasta.................. 1 ml
Pénicilline............. 1 million UI
(ou autre antibiotique indiqué)

Observations:

L'injection continue est faite le plus près possible du ganglion, elle peut même le pénétrer s'il s'agit d'un ganglion superficiel. Des micro-injections CPC seront pratiquées sur le ganglion et autour de lui; à raison de quatre ou cinq. Puis deux rafales en croix sont utiles pour terminer le traitement après lequel une pommade à la Percutalgine pourra être appliquée localement. Dans certains cas, le résultat pourra être hâté par la prescription d'un comprimé de Dilar par jour, trois jours de suite, si le résultat n'était pas suffisant dix jours après la séance de Mésothérapie.

Fréquence:

Séance mensuelle en fonction des résultats.

AEROPHAGIE - AEROGASTRIES - COLITES

CONSTIPATIONS - BALLONNEMENT

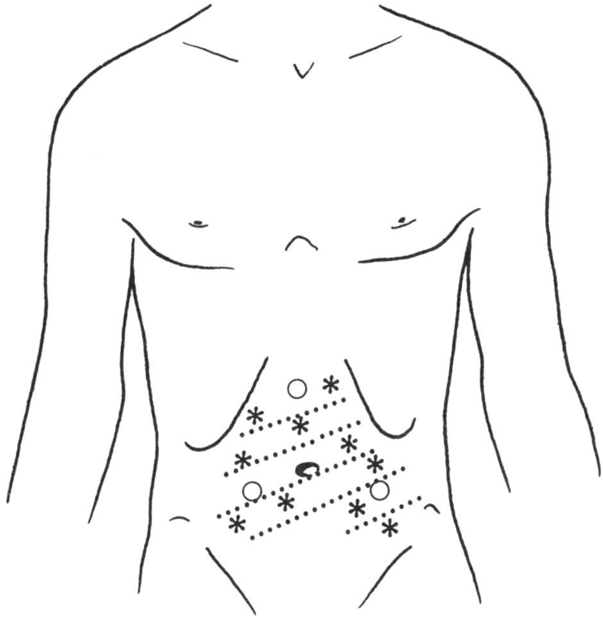

Programmer

1/ ○

2/ *

3/ ....

Ex. de mélange

Procaïne 1%............ 3 ml
Neuriplège.............. 2 ml
Iodogluthional.......... 1 ml

Observations:

Les injections continues au nombre de quatre ou cinq seront distribuées sur la zone ballonnée.
Une douzaine de CPC seront pratiqués sur la même région qui sera alors saupoudrée de rafales rapides. La zone ainsi traitée pourra alors être enduite d'une pommade comme par exemple Neuriplège crème. Il faut interdire le laxatif quotidien.

Fréquence:

Le traitement peut être trimestriel ou plus fréquent à la demande, ou tous les deux mois selon les progrès cliniques visibles.

ALLERGIE (voir asthme, eczema, prurit, rhume des foins)

ALOPECIES (Troubles de la dépilation et aussi chute des cheveux)

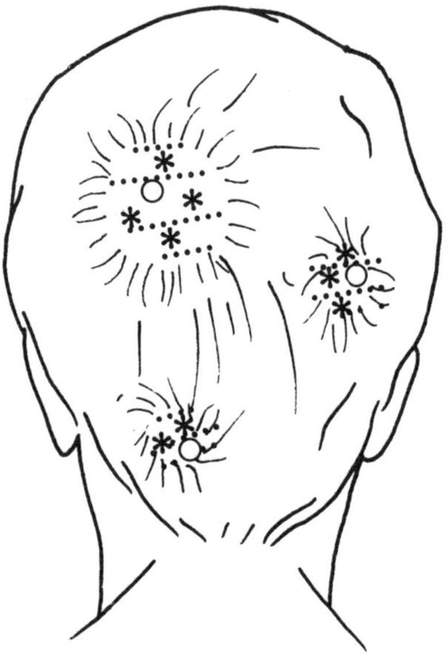

Programmer

1/ ○

2/ ✱

3/ ••••

Ex. de mélange

Procaïne 1%,........... 2 ml
Bépanthène............2 ml
Divasta.................. 1 ml
Placenta Lucchini ... 1 ml
Thiomucase............ 1 flac. sec

Observations:

Dans le cas de la figure ci-dessus, trois plaques sont à traiter, une injection continue au milieu de chacune d'elles, puis deux ou trois CPC et un saupoudrage de petites piqûres en rafale.
Ce traitement sur le cuir chevelu sera exécuté entièrement à la main pour éviter le choc de l'aiguille sur l'os. si l'opérateur n'est pas très expérimenté.

Fréquence:

Tous les deux mois environ.

AMENORRHEE, HYPOMENORRHEE ET DYSMENORRHEE, REGLES DOULOUREUSES

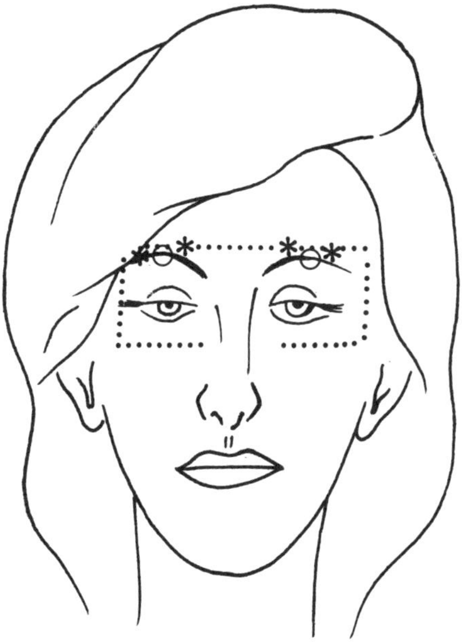

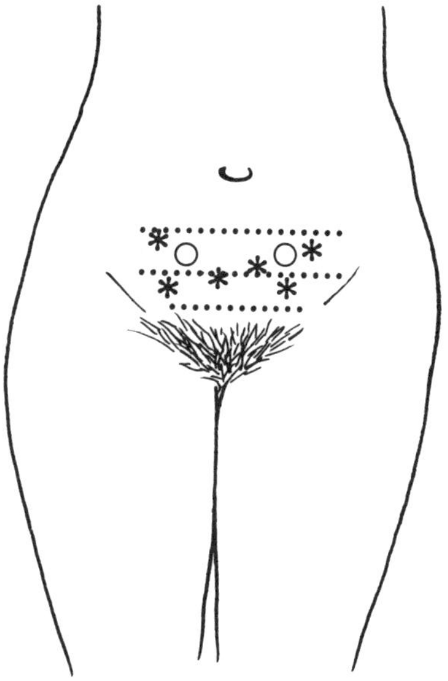

Programmer

1/ ○

2/ ✱

3/ ••••

Ex. de mélange

Procaïne 1%............ 3 ml
Iodo-Gluthional B1 100 2 ml
Docélan.................. 1 ml

Observations:

Faire une séance tous les deux mois environ, sauf si le résultat est obtenu dès la première. Entre le pouce et l'index de la main gauche faire un pli cutané au niveau du sourcil et piquer dans ce pli en ayant soin que l'aiguille se dirige vers l'extérieur de l'orbite et non pas vers l'œil, comme pour la mésothérapie ophtalmologique. Une IC sera pratiquée ainsi de chaque côté, ainsi qu'au niveau de la zone ovarienne.

Fréquence:

Environ tous les deux mois.
Après deux séances, le résultat doit être obtenu sinon passer à une autre thérapeutique.

ANEMIES

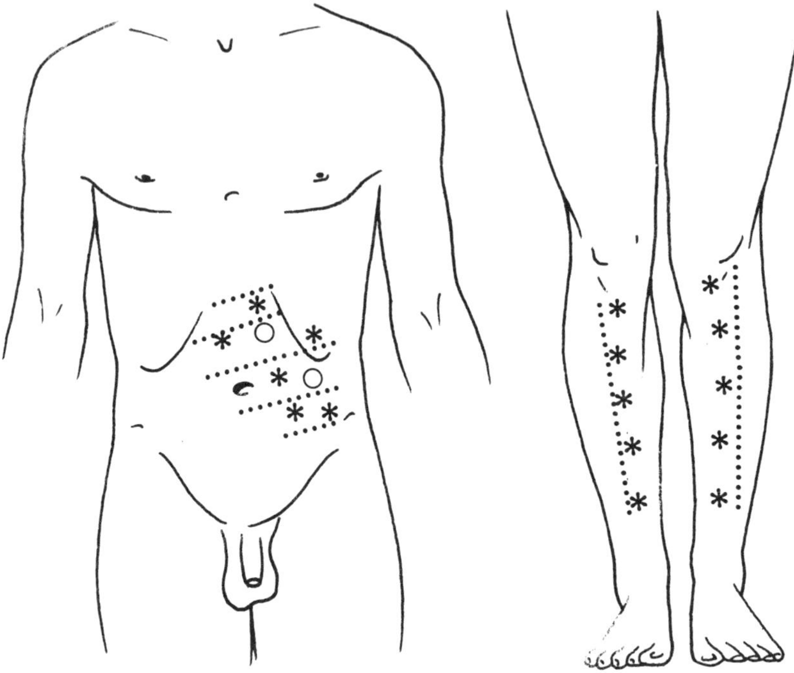

Programmer

1/ ○

2/ *

3/ ••••

Ex. de mélange

Procaïne 1%............3 ml
Docélan..................1 ml
Solurutine...............2 ml

Observations:

Pratiquer cinq ou six CPC sur la zone des crêtes tibiales droite et gauche, deux IC sur l'hypocondre gauche ainsi qu'une ou deux rafales sur ces deux localisations.
Comme dans beaucoup d'autres cas, sauf avis particulier du médecin, le traitement classique peut être utilisé conjointement à la mésothérapie.

Fréquence:

Deux fois par mois environ suivant les numérations globulaires régulièrement.

ANGINE (blanche, rouge, Vincent, etc...)

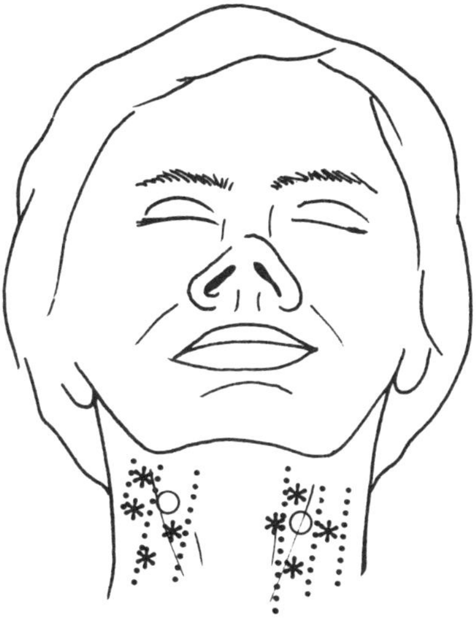

Programmer	Ex. de mélange
1/ O	Procaïne 1%............ 5ml
2/ *	Divasta.................. 1ml
3/ ••••	Pénicilline............. 1million UI

Observations:

Si en 24h le résultat n'est pas obtenu avec ce mélange, comportant IC, 2 CPC et rafale, ajouter 24h après, un antibiotique injectable, polyvalent au mélange pré-cité.
Là encore, comme souvent, le traitement classique peut être associé et les recherches diagnostiques habituelles s'imposent.

Fréquence:

Après une séance, attendre 24h puis utiliser le mélange avec antibiotique.

APHTE (s)

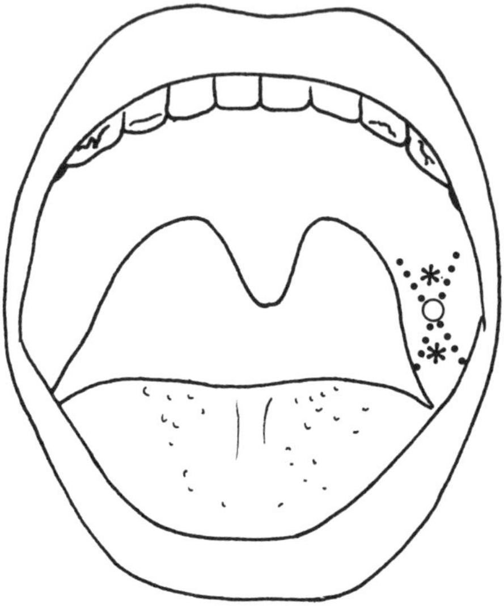

Programmer

1/ O

2/ *

3/ ••••

Ex. de mélange

Procaïne 2%............ 3 ml
Divasta.................. 1 ml
Pér. Héparine.......... 1 ml

Observations:

Voici un exemple type où la mésothérapie manuelle s'impose pour des raisons évidentes de commodité (seringue mince plus maniable et de sécurité plus grande, cône Luer, empêchant l'aiguille de se détacher et de tomber dans la gorge).
Quelques très petites IC seront ainsi pratiquées à raison de deux ou trois dans la zone où existe l'aphte ou les aphtes.
A l'extérieur, mésothérapie électronique sur la joue, avec une IC, deux CPC et deux rafales en croix.

Fréquence:

Une seule séance est généralement suffisante, sinon changer de vaccin LML par exemple ou CPC ainsi que le vaso-dilatateur Nicyl ou Euclidan tout en diminuant la concentration Procaïne 1/2% au lieu de 1%.

ANXIETE, HYPEREMOTIVITE (voir insomnie)

ARTERITE (fémorale)

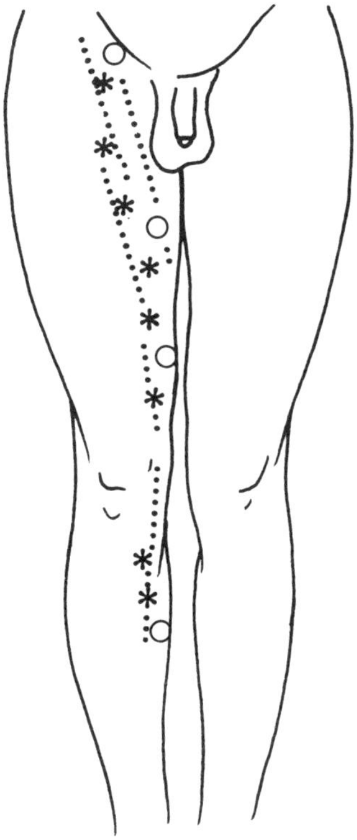

Programmer

1/ O

2/ *

3/ ••••

Ex. de mélange

Procaïne 1%............. 3 ml
Praxilène................ 1 ml
Solurutine................ 2 ml
Iodhéparine.............. 1 ml

Observations:

Il convient souvent d'associer à ce traitement de mésothérapie une injection IM d'entretien du mélange qui vient d'être noté tous les dix jours environ. Le traitement de mésothérapie sera fait, lui, tous les trois mois conjointement à d'autres traitements si cela est nécessaire.

ARTHROSE CERVICALE

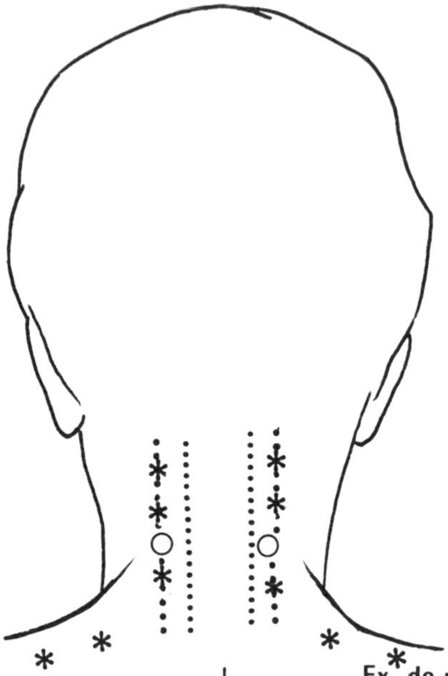

Programmer

1/ ○

2/ ✱

3/ ••••

Ex. de mélange

Procaïne 1%............. 3 ml
Iodogluthional.......... 2 ml
Péridil-Héparine........ 2 ml

Observations:

Une IC sera faite sur le point de la douleur la plus importante avec comme presque toujours quatre ou cinq CPC répartis dans la meme zone ainsi que deux ou trois rafales linéaires le long du cou. Application d'une pommade, type Neuriplège ou Percutalgine après la séance sera souvent utile.

ARTHROSE DES DOIGTS

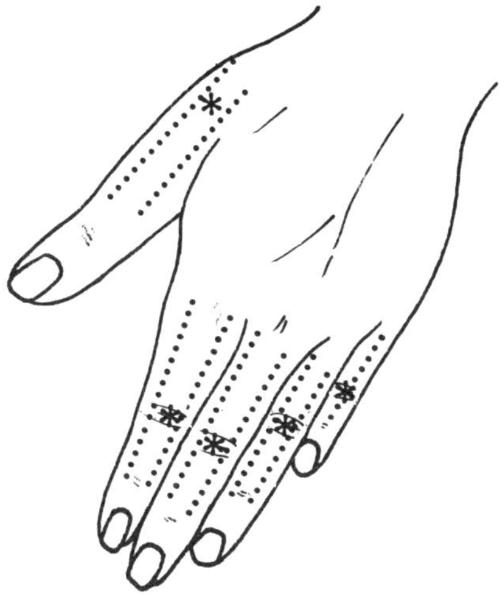

Programmer

1/ ✱

2/ ••••

Ex. de mélange

Procaïne 1%............. 3 ml
Iodo-Gluthional........ 2 ml
Péridil-Héparine....... 2 ml

Observations:

Ce traitement, assez délicat, va comporter exclusivement des CPC l'aiguille étant d'abord suffisamment éloignée de la peau pour que les premières piqûres ne soient pas ressenties, rapprocher ensuite lentement et progressivement jusqu'à obtention de la piqûre. A la goutte de sang, preuve de la piqûre, doit être obtenue au moins une fois au niveau des doigts et des nodosités les plus douloureux. Pratiquer ensuite des rafales superficielles non sanglantes et appliquer la pommade calmante, Percutalgine ou Neuriplège par exemple. Ne traiter que la face dorsale.

Fréquence:

Tous les trois mois environ, parfois plus rarement encore.

ARTHROSE DU GENOU (ici genou droit)

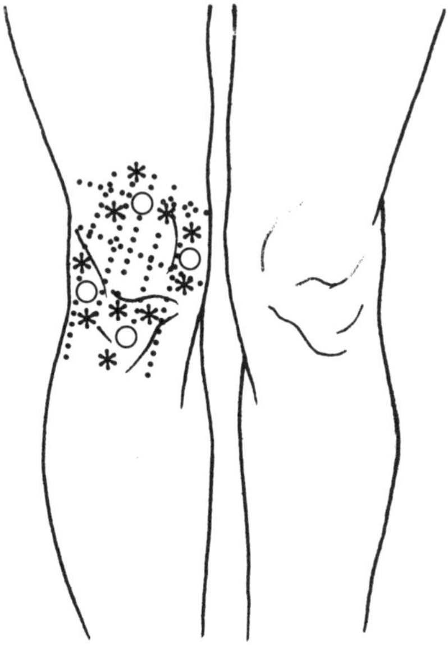

Programmer

1/ O

2/ *

3/ ....

Ex. de mélange

Procaïne 1%............ 3 ml
Iodo-Gluthional........ 2 ml
Péridil-Héparine....... 2 ml

Observations:

Là encore les points d'IC au nombre de quatre, par exemple, seront faits sur les zones de plus forte douleur indiquées par le malade ou tout autour de la rotule (voir schéma) si le malade décrit une douleur globale. Pour chaque IC, pratiquer deux ou trois CPC et quelques rafales linéaires locales également.
Ne pas oublier de faire fléchir les genoux au malade une minute avant le traitement et aussi une minute après; il pourra tout de suite se rendre compte de l'efficacité du traitement et vous aussi... Après chaque séance, les pommades habituelles Neuriplège, Percutalgine seront associées et l'on demande au malade de ne pas se laver, se doucher ou se baigner pendant environ 12h pour ne pas annuler ce contact thérapeutique.

Fréquence:

Une fois tous les deux mois environ, mais parfois plus souvent avec simplement des rafales; tout dépendra des résultats cliniques.

ARTHROSE (hanche)

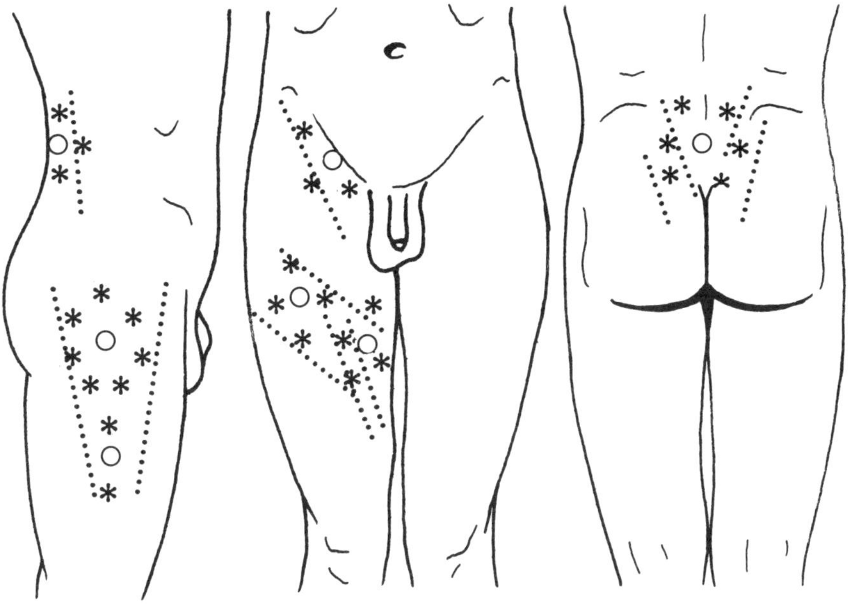

Programmer

1/ ○

2/ *

3/ ....

Ex. de mélange

Procaïne 1%............. 3 ml
Iodo-Gluthional........ 2 ml
Neuriplège............... 1 ml
Péridil-Héparine....... 2 ml
Thiomucase............. 1 flac. sec

Observations:

Le pli de l'aine, le genou et la région L5-S1 sont les trois irradiations douloureuses principales qu'il conviendra de traiter chacune par une ou deux IC, quatre ou cinq CPC et quelques rafales fixes et mobiles. Bien préciser au malade que la guérison temporaire ne peut être que chirurgicale. Dans cette indication, la mésothérapie n'obtient qu'une réduction du pourcentage de la douleur pendant une période plus ou moins longue. Essayer de faire diminuer la fréquence de l'Indocide si souvent efficace mais générateur de dépendance. En 2ème séance, dissoudre un flacon de Calciter avec le mélange précédent et traiter par nombreux CPC.

Fréquence:

Trimestrielle ou plus. Minimum deux mois.

ARTHROSE VERTEBRALE LOMBAIRE - LOMBALGIES - LUMBAGO LOMBO-SCIATIQUE sans irradiation

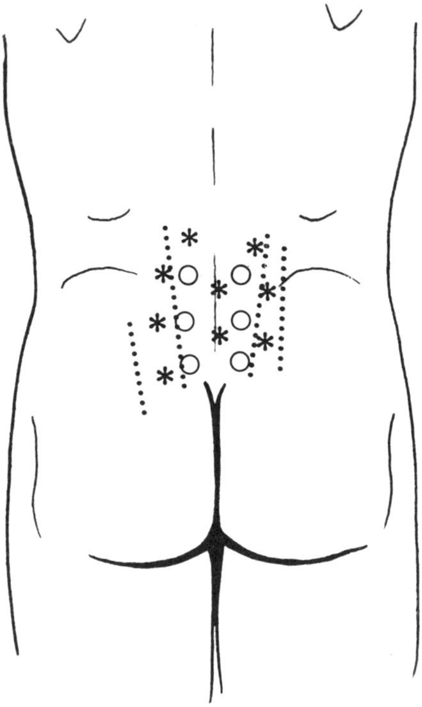

Programmer

1/ O

2/ *

3/ ....

Ex. de mélange

Procaïne 1%............ 3 ml
Iodo-Gluthional........ 3 ml
Placenta Lucchini..... 1 ml
Profénid................. 1 flac. sec
(en alternance avec
Péridil-Héparine.. 2 ml)

Observations:

Avant le traitement ,mesurer la difficulté de la flexion du tronc en avant(mesure de la garde au sol) et faire comparer après traitement.

Fréquence:

Séance tous les deux mois.
Contrôle radio tous les deux ans.

ASTHENIE

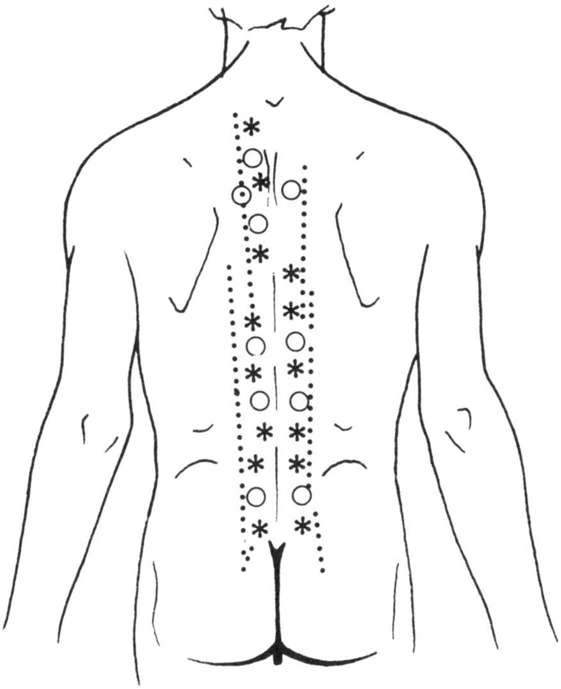

Programmer	Ex. de mélange
1/ ○	Procaïne 1%............ 2 ml
2/ *	Durabolin............... 1 ml
3/	Solurutine............... 1 ml
	Hydroxo 5000........... 1 ml
	Thiomucase............ 1 flac. sec

Observations:

Six injections continues sont effectuées dont quatre sur la région lombaire, le double ou le triple de CPC sur les mêmes régions, puis une rafale linéaire tout le long de l'axe cérébro-spinal depuis l'espace inter-scapulaire jusqu'à la région sacro-coccygienne.
Le traitement suivant doit souvent être associé à celui-ci pour qu'un excellent résultat soit obtenu.

Fréquence:

Tous les deux, trois ou quatre mois selon les résultats obtenus et ce que demande le malade.

ASTHENIE GENITALE ET IMPUISSANCE

(vieillissement, traitement systématique en gérontologie)
(avec le traitement précédent celui-ci est la base de la Méso en gériatrie)

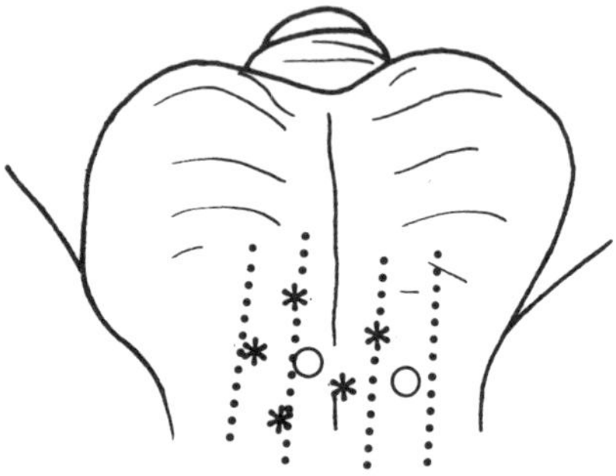

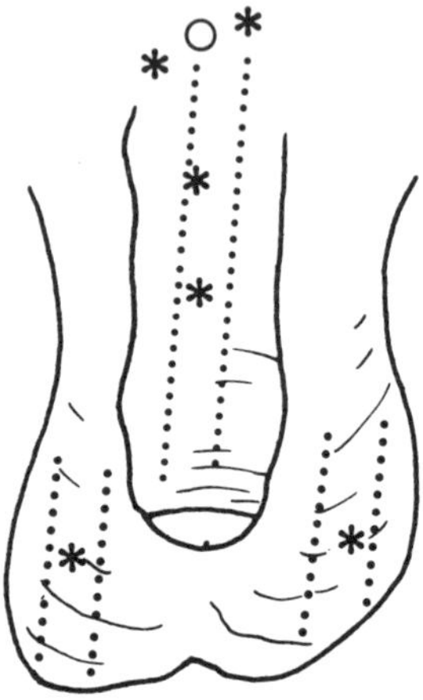

Programmer

1/ O

2/ *

3/ ••••

Ex. de mélange

Celui de l'asthénie convient
On peut changer et adopter celui-ci:

Procaïne 1%............. 3ml
Oligo-éléments, Ex:
Cu, Mn, Co,............. 1ml
*Placenta Lucchini... 1ml
Thiomucase............. 1 flac.sec

Observations:

L'implantation de l'injection continue IC scrotum droit scrotum gauche, une injection continue à la racine de la verge et quelques CPC sur la face dorsale et sur la face ventrale de la verge, ainsi que sur la région périnéale. Contrairement à ce que l'on pourrait croire, les CPC sur cette région sont aussi indolores qu'ailleurs.

Fréquence:

Trois fois par an environ.

* Placenta Lucchini fabriqué par les Lab. LUCCHINI, 20, rue Coulouvrenière 1204 - GENEVE Correpondance: Case 252 - 1211 - GENEVE 11

ASTHME (traitements des états dyspnéiques en général)
EMPHYSEME et aussi des enfants sujets aux bronchites, etc... vieillards également.

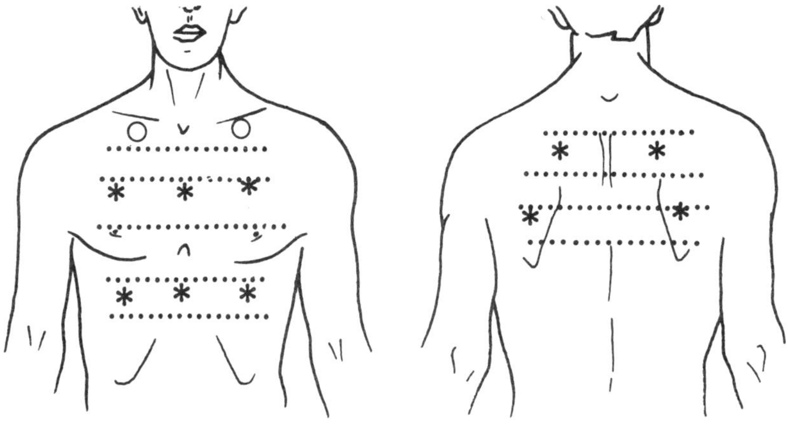

Programmer

1/ O

2/ ✱

3/ ••••

Ex. de mélange

Procaïne 1%............ 3 ml
Iodo-Gluthional B1 100. 1 ml
Divasta.................. 1 ml

Observations:

Une injection continue dans les deux régions sous-claviculaires, puis une douzaine de CPC répartis entre les thorax antérieur, postérieur et les régions axillaires.
1 ml de Kénarcort ou de Soludécadron peut être ajouté au mélange s'il existe un véritable état de mal asthmatique au départ.
En fin de traitement, des rafales linéaires seront exécutées sur les régions qui viennent d'être traitées.

Fréquence:

Je ne fais en général ce traitement qu'une fois par an.

ASTIGMATISME

Exemple type de traitement ophtalmologique pouvant être utilisé dans beaucoup d'autres maladies non infectieuses de l'œil.
Pour les maladies d'origine infectieuse ou allergique, il faut ajouter 1 ml de Divasta au mélange indiqué.

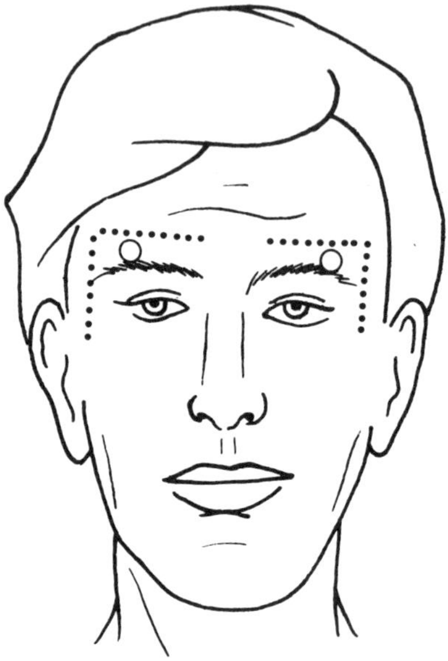

Programmer	Ex. de mélange
1/ O	Procaïne 1%............ 2 ml
2/ ••••	Iodo-Gluthional........ 2 ml
	Péridil-Héparine....... 2 ml

Observations:

Ce traitement ne sera pas entrepris s'il s'agit d'un astigmatisme associé à une myopie.
Faire pratiquer la lecture à 5 m avant et après traitement. L'injection continue est pratiquée dans un pli cutané réalisé au niveau du sourcil, et la petite aiguille étant dirigée obliquement vers la zone frontale, le plus loin du globe oculaire et en oblique afin de réaliser avec certitude une injection sans danger. Premier signe d'amélioration: disparition de l'éblouissement par les phares, le cinéma, la télévision. Supprimer dès le début le port des lunettes.
Les CPC donneraient ici de petits hématomes et ne sont pas indiqués, les remplacer par une rafale superficielle péri-orbitaire. Les mésothérapeutes débutants agiront manuellement ou s'abstiendront.

Fréquence:

Tous les deux mois durant la première année, puis par la suite tous les six mois.

AZOTEMIE -
TRAITEMENT DE LA RETENTION D'EAU ET DE CERTAINS ŒDEMES

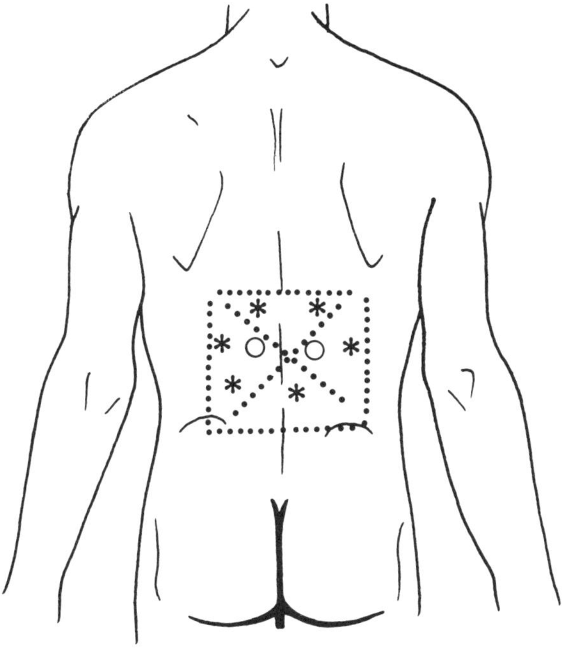

Programmer

1/ O

2/ *

3/ ••••

Ex. de mélange

Procaïne 1%............ 1 ml
Chophytol............... 2 ml
Amplivix................ 1 ml

On peut alterner

Procaïne 1%............ 1 ml
Lespénéphryl Lyo ..... 1 flacon
Nicyl..................... 1 ml
Solurutine............... 2 ml

Observations:

L'injection continue est faite à la verticale de la position anatomique des reins ainsi qu'une dizaine de CPC pratiqués dans cette région auxquels on ajoutera quelques rafales en croix sur la zone considerée. Dans le cas de rétention d'eau, et de certains œdèmes, il faut associer bien entendu, des micro-ponctures des régions œdématiées à ce traitement légèrement diurétique.

Fréquence:

Traiter en fonction de l'évolution de l'azotémie.

BLENNORAGIE

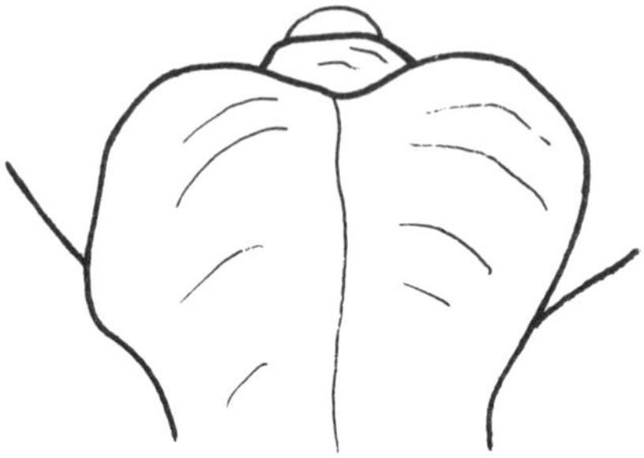

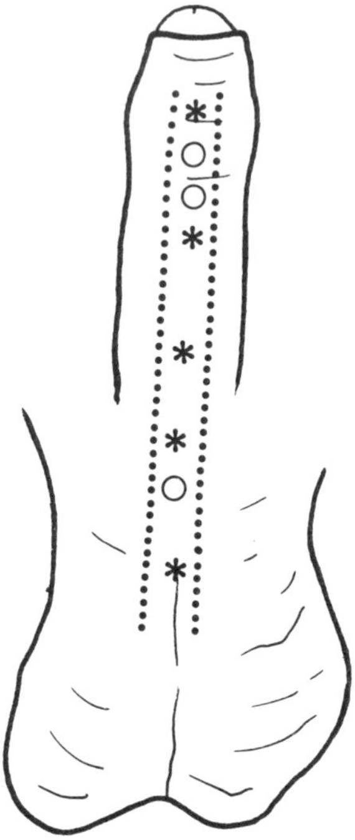

Programmer

1/ ○

2/ ✱

3/ ••••

Ex. de mélange

Procaïne 1%............ 1 ml
Divasta................ 1 ml
Solurutine.............. 1 ml
Antibiotique Utile..... 1/4 de la dose utilisée habituellement par voie intramusculaire, Péni-Strepto par ex.

Observations:

Deux injections continues seront pratiquées sur la face ventrale de la verge, l'une un peu en dessous du gland, l'autre au niveau du scrotum ainsi que plusieurs CPC, double, triple et même quadruple afin d'injecter un plus grand nombre de gouttes dans le même trou d'aiguille.

Fréquence:

En fonction de la clinique, c'est-à-dire de la persistance de l'écoulement et des sensations douloureuses éventuelles, à la miction, du laboratoire, présence ou non de germes, antibiogramme, etc...
Faire en moyenne une séance par semaine jusqu'au résultat définitif.
Deux séances sont généralement suffisantes.

BRONCHITE CHRONIQUE (voir asthme)

BRULURES DOULOUREUSES: Faire cinq ou six IC en peau saine avec de l'eau distillée ou stérile (douleur provoquée)

CALVITIE (voir alopécie)

Ce traitement souvent efficace chez la femme l'est moins chez l'homme, et seules des rafales superficielles peuvent être faites (proximité de l'os). Les CPC sont réalisés à la main et les IC sont inutiles.

CATARACTE

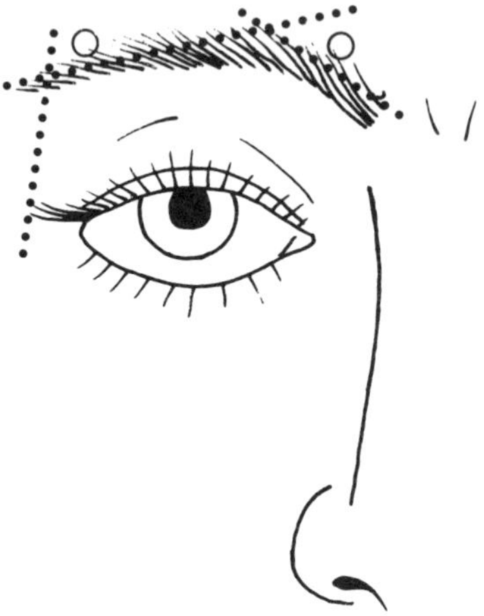

Programmer

1/ ••••

Ex. de Mélange

Procaïne 1%............... 3 ml
Iodo-Gluthional........... 2 ml
Péridil-Héparine.......... 1 ml

Observations:

Le diagnostic et le traitement du spécialiste restent bien sûr prioritaires comme toujours en ophtalmologie. Ce traitement cependant, souvent efficace peut être institué sans danger, surtout au début de la cataracte. Les injections CPC souvent génératrices de petits hématomes sont à éviter. Une courte rafale de conclusion pourra être faite au niveau du sourcil. L'injection continue est faite dans un pli cutané provoqué dans le sourcil.

Fréquence:

Tous les trois ou quatre mois.

CELLULITE - OBESITE

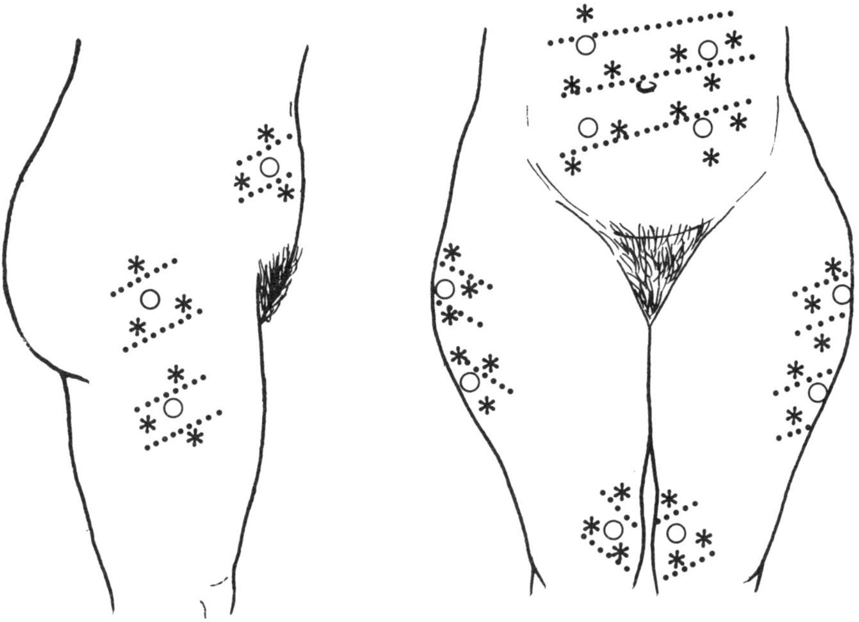

Programmer

1/ ○

2/ *

3/ ••••

Ex. de mélange

Procaïne 1%............. 3 ml
Iodo-Gluthional......... 2 ml
Solurutine................ 1 ml
Thiomucase............. 1 flacon
Praxilène................ 1 ml

Observations:

Nos micro-injections semblent réchauffer les zones froides, et notamment l'adiposité féminine localisée, facilitant l'action du régime parfois très court: 24 ou 48 h, mais toujours nécessaire dans ce type d'indication. Contre l'obésité: bilan endocrinien d'abord, traitement classique associé à la Mésothérapie, surtout en ce qui concerne la diététique toujours prioritaire.

Fréquence:

Répétition variable selon les auteurs, mais là encore, la Mésothérapie électronique est au moins aussi efficace que la Mésothérapie manuelle.

Voir les publications du Dr. BARTOLETTI (Président de la Sté Italienne de Mésothérapie). Bulletin SFM n° 24 et 30.

CEPHALEE - MIGRAINE

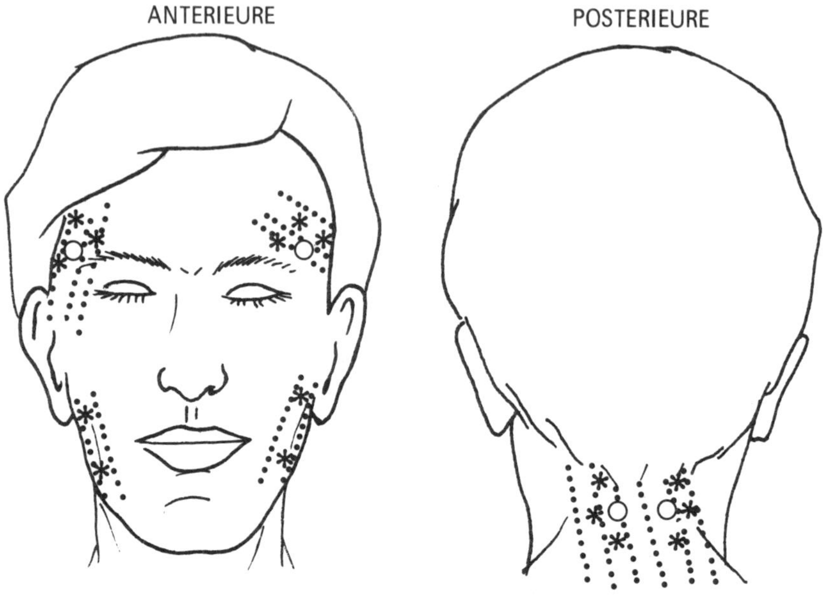

Programmer

1/ O

2/ *

3/ ....

Ex. de Mélange

Procaïne 1%............ 2 ml
Iodogluthional.......... 2 ml
Péridil-Héparine....... 2 ml

Observations:

Selon qu'un seul côté ou les deux seront douloureux, le traitement sera uni ou bilatéral. Injection IC sur la zone temporale, CPC, deux ou trois sur les joues (zone de modification thermique décrite par le Dr. DALLOZ-BOURGUIGNON dans son livre)*. Les CPC sur le crâne seront manuels. La thérapeutique calmante, adjuvante, ne devra **jamais** être quotidienne, de façon à éliminer rechute et dépendance. Tâcher de l'éviter totalement dans le premier mois du traitement.

Fréquence:

Tous les deux ou trois mois. Là encore alterner avec la Mésothérapie manuelle, mais ceci est valable pour presque tous les traitements.

*10 gestes de Mésothérapie - Dr. DALLOZ-BOURGUIGNON (Maloine 1978)

CHEVEUX (Chute des cheveux et séborrhée du cuir chevelu)

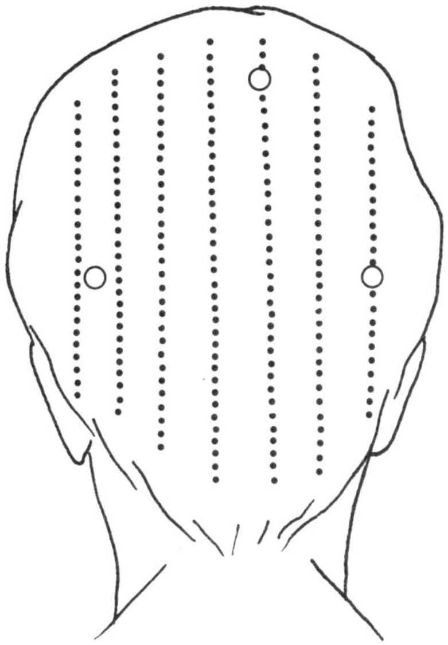

Programmer	**Ex. de Mélange**
1/ ••••	Procaïne 1%............. 2 ml Placenta Lucchini..... 1 ml Divasta.................. 1 ml Madécassol............. 1 ml Bépanthène-Biotine... 1 ml

Observations:

Les deux ou trois injections continues seront manuelles. Seules, des rafales superficielles pourront être distribuées, associées au passage du multi-poncteur manuel qui ne devra rouler que sur deux ou trois centimètres de long dans un sens, puis dans l'autre afin de ne pas enrouler de cheveux sur l'axe de l'appareil.

Fréquence:

Séance tous les deux mois environ, mais les passages du MP manuel peuvent être plus fréquents. Les cheveux peuvent être lavés le surlendemain du traitement. Les rafales quand on a bien appris à les faire, sont efficaces.

CICATRICES CHELOIDIENNES, DISGRACIEUSES, DOULOUREUSES

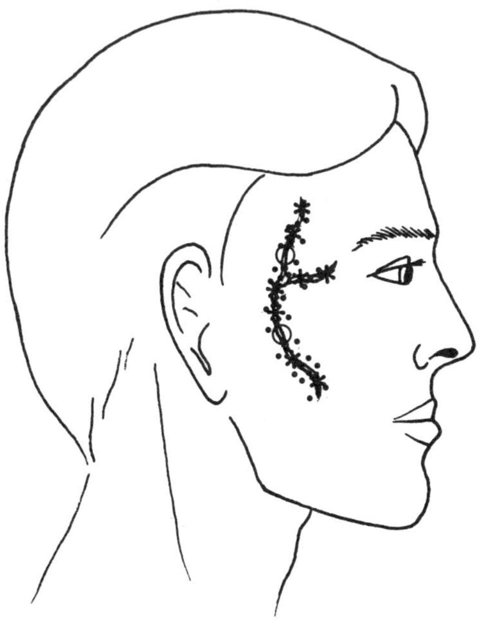

Programmer

1/ O

2/ *

3/ ••••

Ex. de Mélange

Procaïne 2% .... 3 ml
Kénacort................. 2 ml
Madécassol.............. 1 ml

Observations:

Tous les deux centimètres environ, pratiquer une IC normale (3 secondes) dont le rôle sera surtout d'obtenir une anesthésie locale. Environ 30 secondes après, pratiquer tous les deux ou trois mm, une injection CPC en s'assurant toutes les quatre ou cinq injections que l'aiguille n'est pas obstruée par un bouchon épidermique facile à éliminer en programmant injection continue.
Alterner le mélange Procaïne-Kénacort avec un mélange Procaïne 2% 2 ml, Neuriplège 2 ml. Le traitement des cicatrices est une des rares indications de la rafale lente et profonde, puis accélérée et profonde qui doit provoquer le saignotement, car c'est la cicatrisation des multiples micro-plaies qui tend à égaliser ou faire disparaître les reliefs de l'ancienne cicatrice disgracieuse. (Traitement valable pour l'esthétique, rides et ridules).

Fréquence:

Toutes les trois semaines environ.

COCCYGODINIE

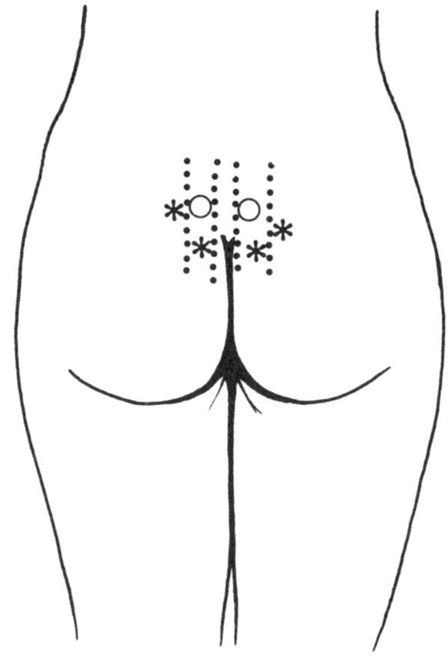

Programmer

1/ ○

2/ ✱

3/ ••••

Ex. de mélange

Procaïne 1%............ 3 ml
Iodo-Gluthional......... 3 ml
Péridil-Héparine........ 2 ml

Observations:

COLIQUE HEPATIQUE

(Traitement de la crise douloureuse)

COLIQUE NEPHRETIQUE

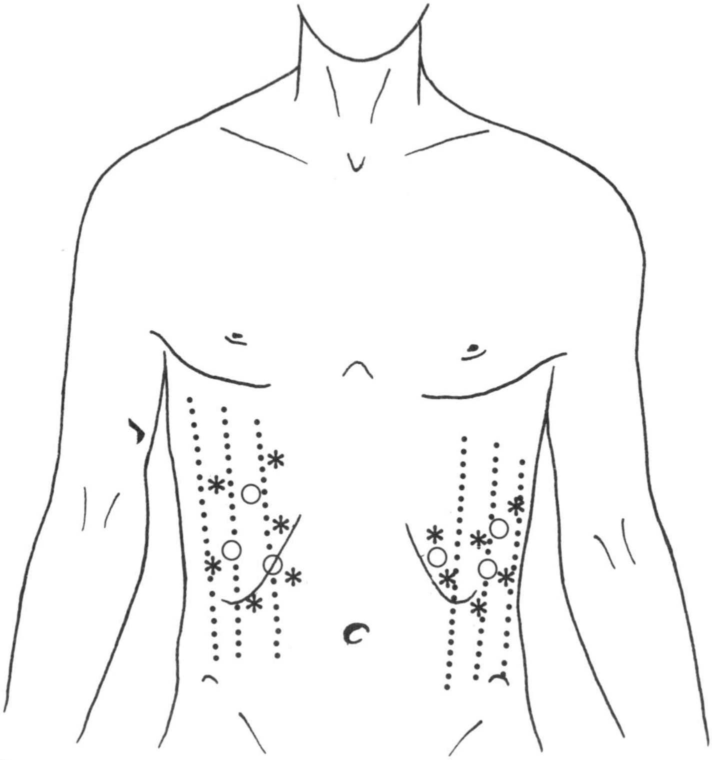

Programmer

1/ ○

2/ *

3/ ....

Ex. de mélange

Procaïne 1%............ 3 ml
Avafortan................ 2 ml

Observations:

Une fois, n'est pas coutume, la quasi totalité du mélange sera injec- en deux ou trois injections continues à l'endroit où la douleur est la plus violente.
Une dizaine de CPC et quelques rafales termineront le traitement. La pommade au Neuriplège peut être appliquée sur la zone traitée.

Fréquence

Une seule séance de Mésothérapie électronique suffit souvent, il faut cependant parfois répéter au bout de quelques heures.

COLITE

Ce traitement est souvent valable contre la **CONSTIPATION**
(voir aussi aérogastries et aérocolies)

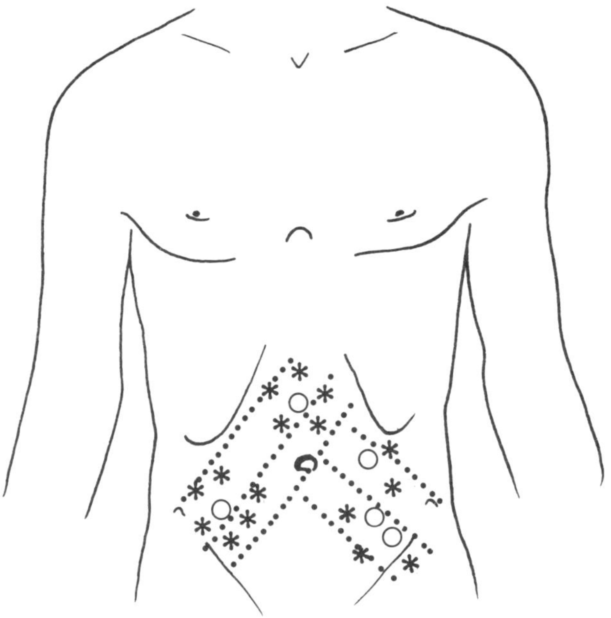

Programmer

1/ ○

2/ ✱

3/ ••••

Ex. de mélange

Procaïne 1%............ 3 ml
Neuriplège............... 2 ml
Iodogluthional.......... 1 ml

Observations:

Répartir six injections continues par exemple, dont deux seront pratiquées sur la zone douloureuse désignée par le malade. Répartir une quinzaine de CPC sur la même zone, et terminer par quelques rafales linéaires sur la zone correspondant au cadre colique. Appliquer ensuite une pommade antispasmodique type Neuriplège.

Fréquence:

Personnellement, deux fois par an, et je conseille de ne pas faire plus d'une séance par trimestre, même si le malade désire en recevoir davantage.

COUPEROSE (Voir varicosités superficielles, téléangiectasies)

CRAMPES MUSCULAIRES

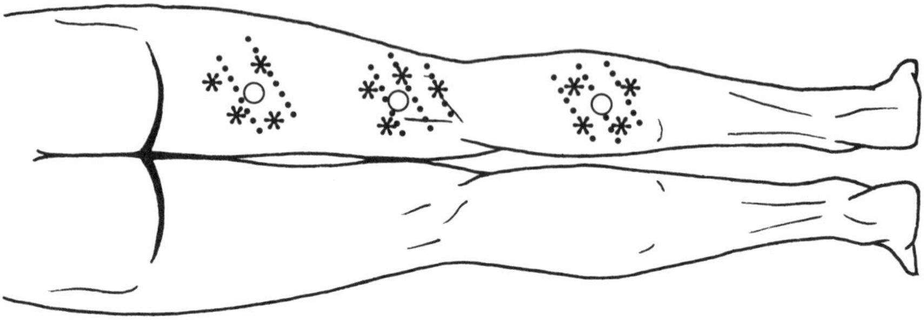

Programmer	Ex. de mélange
1/ O	Procaïne 1‰............ 4 ml
2/ *	Neuriplège.............. 2 ml
3/ ••••	Praxilène .... 1 ml

Observations:

Deux ou trois injections continues seront pratiquées sur la zone indiquée par le malade lui-même, c'est-à-dire souvent au niveau de la face postérieure de la cuisse ou du mollet, puis pratiquer comme souvent, quatre ou cinq CPC autour de l'injection continue. Puis quelques rafales linéaires sur la même zone en terminant par la pommade décontracturante type Neuriplège.

Fréquence:

Le traitement trimestriel est souvent suffisant.

CYSTITES (COLIBACILLOSES)

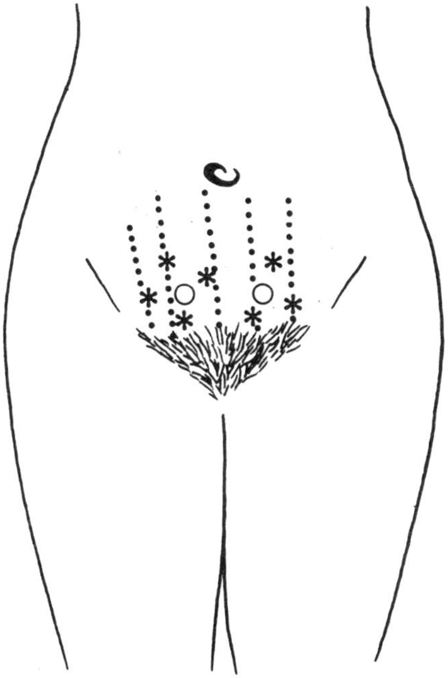

Programmer

1/ ○

2/ ✱

3/ ••••

Ex. de mélange

Procaïne 1%............ 3ml
Divasta.................. 1ml
Iodhéparine 1ml
Solurutine............... 1ml

Observations :

Deux injections continues seront pratiquées au-dessus du pubis, ainsi qu'une dizaine de CPC, puis quelques rafales linéaires sont tirées en travers de la zone traitée.

Fréquence:

Tous les six mois environ.

DEPRESSION NERVEUSE

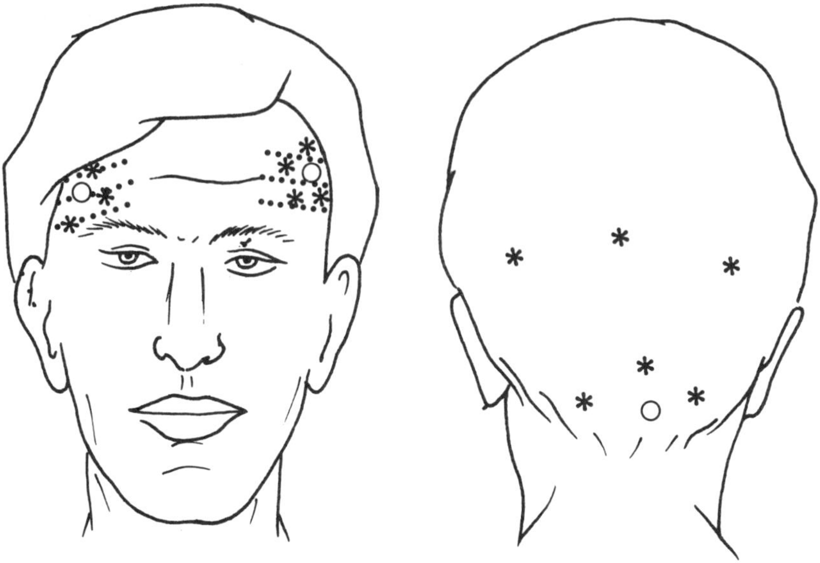

Programmer

1/ ○

2/ ✱

3/ ••••

Ex. de mélange

Procaïne 1% .... 3 ml
Tofranil 25.............. 2 ml

Observations:

Les injections temporales seront complétées par quelques CPC, sur la zone latéro-vertébrale, sur le cuir chevelu (injections très obliques) et sur l'épigastre.

Le traitement allopathique habituel doit souvent être associé à la Mésothérapie.

DYSHIDROSE PALMO-PLANTAIRE (voir eczéma)

Le même traitement est souvent efficace contre les mycoses

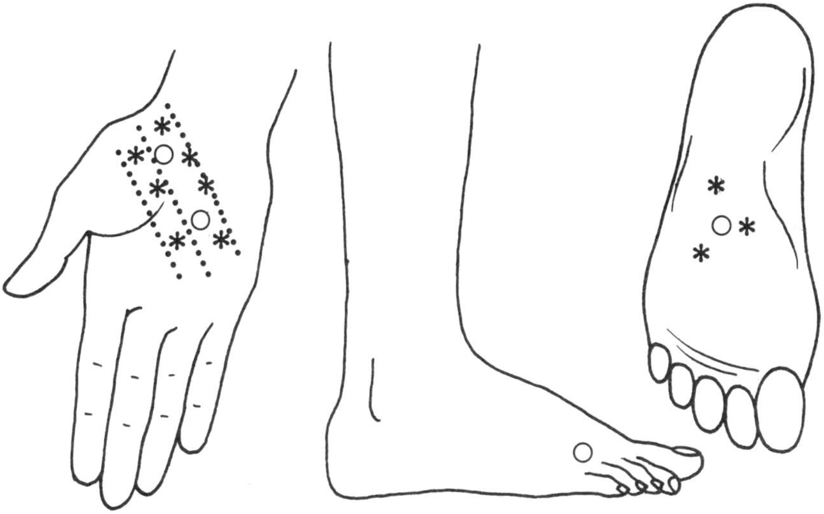

Programmer

1/ ○

2/ ✱

3/ ••••

Ex. de mélange

Procaïne 1%............ 3 ml
Divasata................. 1 ml
Iodo-Gluthional.......... 2 ml

Observations

Si les mains et les pieds sont également atteints, dès la première séance, pratiquer une injection continue dans la paume de la main, ainsi que sur la plante du pied. Puis quatre ou cinq CPC sur la zone la plus atteinte. Au niveau des doigts, on traitera avec des rafales superficielles en vérifiant de temps à autre, si l'aiguille n'est pas bouchée. Je termine toujours ces traitements par l'application d'une pommade tantôt Mycostatine, Mycodécyl ou Dermo-Suilfuryl.

Fréquence:

Séance rare en fonction du résultat clinique, seule une rechute prolongée de plusieurs semaines, après des mois d'amélioration m'impose la reprise d'un traitement.

DYSMENORRHEES (voir aménorrhées et hypoménorrhées)
DYSPAREUNIES (voir frigidité)

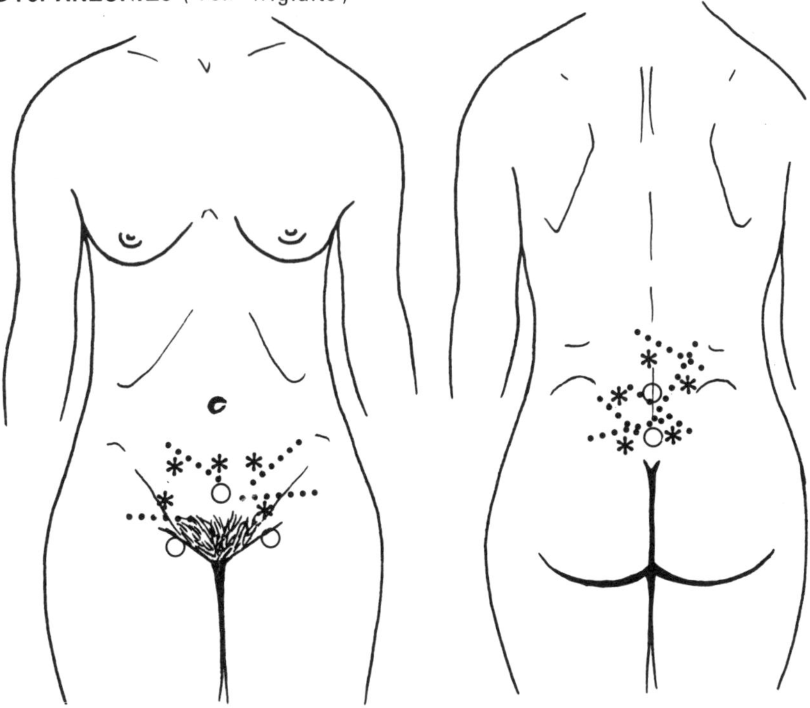

Programmer

1/ O

2/ *

3/ ....

Ex. de mélange

Procaïne 1%.............	3 ml
Péridil-Héparine.......	2 ml
Placenta Lucchini.....	1 ml
Iodo-Gluthional	1 ml

Observations:

Trois injections continues pubiennes parmi les poils du pubis, deux ou trois CPC au niveau des grandes lèvres si elles sont douloureuses, deux ou trois CPC autour du clitoris s'il existe une infection urinaire ou si une frigidité temporaire est associée. Sur la région sacro-coccygienne, pratiquer une injection continue, cinq ou six CPC, et deux rafales latéro-vertébrales basses.

Fréquence:

Tous les deux ou trois mois.

DYSPEPSIE - DYSPHAGIE - ULCERE GASTRIQUE OU DUODENAL

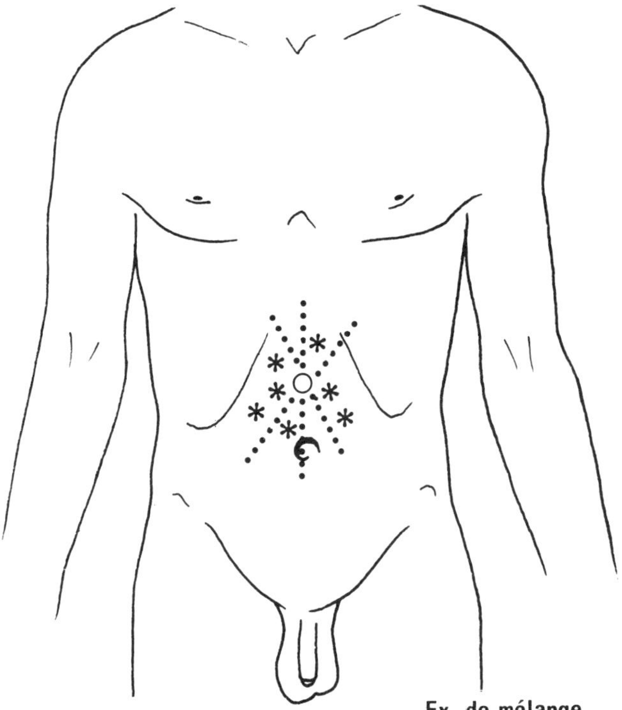

Programmer

1/ O

2/ *

3/ ....

Ex. de mélange

Dans une seringue de 3 ml:
Procaïne 1%............ 1 ml
Vaccinothérapie de
l'ulcère.................. 1 ml

Puis dans la seringue standard
de 10 ml:
Procaïne 1%............ 3 ml
Neuriplège............. 1 ml
Péridil-Héparine....... 2ml
H_2O....................... qs pour 5

Observations:

On injectera d'abord en IC le mélange Procaïne + Oxyferriscorbone par exemple, en IC puis injection d'une douzaine de CPC, après changement de seringue, avec le 2ème mélange. Ce traitement sera complété par l'absorbtion quotidienne de lait si possible entier et non bouilli additionné d'un peu de Belladone et d'un pansement gastrique car, pour une fois, un médicament absorbé devient ici un médicament local donc logique.

Fréquence:

Hebdomadaire pendant 2 mois puis plus espacé en fonction des résultats cliniques, radiologiques et autres.

DYSPNEE - ESSOUFFLEMENT (voir asthme)

(voir asthme)

ECZEMAS - PRURIT - DEMANGEAISONS

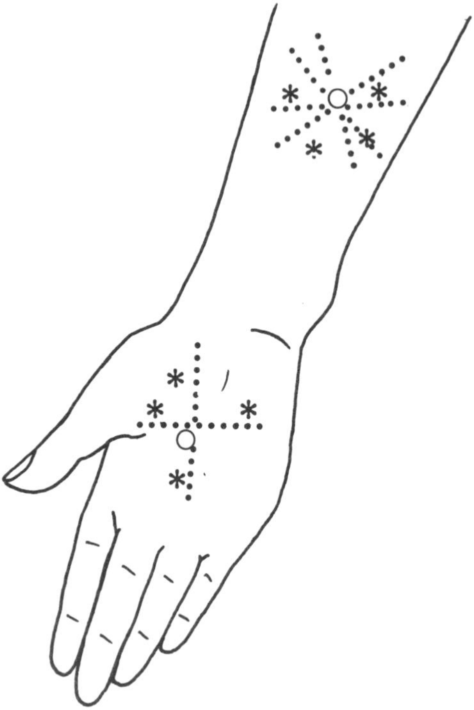

Programmer	Ex. de mélange
1/ O	Procaïne 1%..............3 ml
2/ *	Divasta....................1 ml
3/	Tétracémate disodique..1 ml (douloureux)
	Iodo-Gluthional B1 100..2 ml

Observations:

Pour ce traitement d'un eczéma de la face palmaire de la main, il y aura après l'IC une réaction avec œdème local pendant 2 jours environ dont on préviendra le malade.

Fréquence:

Traitement mensuel si nécessaire.

EMPHYSEME (voir asthme, dyspnée)

ENFANT FRAGILE aux maladies hivernales (angines, rhino-ph., otites)

Une fois par an trois CPC fixes sur le cou D+G à titre préventif en Oct.ou Nov.

ENGELURE (voir aussi maladie de Raynaud)

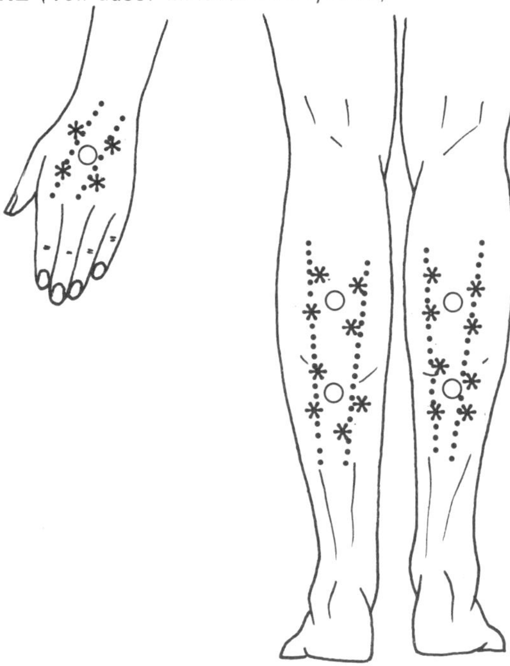

Programmer

1/ ○

2/ ✱

3/ ••••

Ex. de mélange

Procaïne 1% ....3 ml
Péridil-Héparine....... 2 ml
Iodo-Gluthional .... 2 ml
Solurutine................ 1 ml

Observations:

Pratiquer deux IC au niveau de chaque mollet ainsi que sur la face dorsale de la main, sur le bras si nécessaire puis comme d'habitude pratiquer quatre fois plus de CPC environ simple, double ou triple sur la même région réservant aux doigts des rafales lentes et superficielles (sans faire saigner) qui sont les mieux tolérées. Terminer la séance par l'application d'une pommade (Neuriplège ou Percutalgine).

Fréquence:

A la demande.

ENTEROCOLITE (voir colite)

ENTORSE (ligament latéral externe)

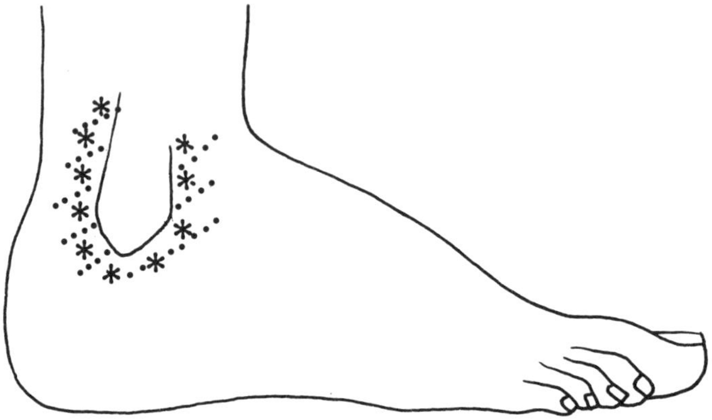

Programmer

1/ *

2/ ....

Ex. de mélange

Procaïne 1%............ 2 ml
Iodogluthional.......... 2 ml
Neuriplège.............. 1 ml
Solurutine.............. 1 ml

Observations:

Ce traitement ne peut être entrepris qu'en l'absence de lésion radiologique et je ne le pratique personnellement qu'après le traitement dit "du rebouteux" qui n'est qu'une application de la "douleur provoquée" rapide éliminant la douleur pré-existante (Défi thérapeutique p. 52). Une dizaine d'injections CPC seront pratiquées autour de la malléole externe dans la zone de la plus grande douleur. Si le résultat semble encore douteux, une IC sera pratiquée au point de la douleur la plus importante. Comme dans la plupart des sciatiques il faut recommander le mouvement même s'il est, au début, douloureux.

Fréquence:

Une seule séance est généralement nécessaire mais l'on peut répéter le lendemain par quelques rafales sur la zone qui reste un peu douloureuses.

ENURESIE

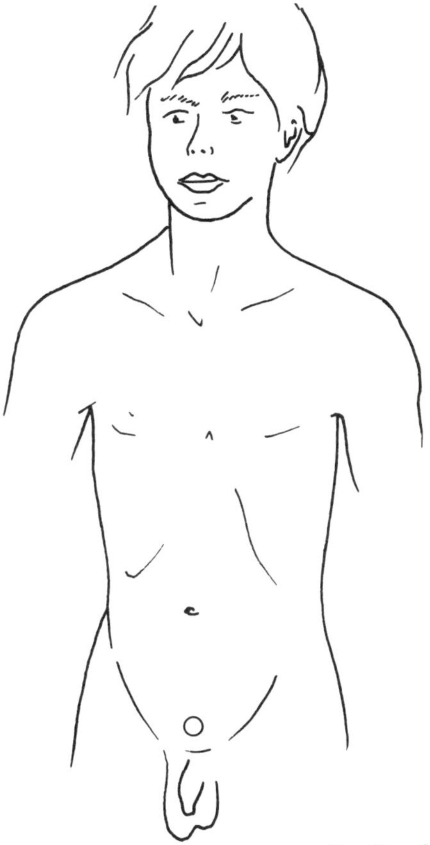

Programmer

1/ O

Ex. de mélange

Procaïne 2%............. 3 ml
Benerva.................. 2 ml

Observations:

Ce mélange étant placé dans une seringue de 3 ml, on pratiquera une IC de 6 secondes (deux fois plus longue que les habituelles) dans la zone du pubis correspondant à la vessie. Pour un enfant au-dessus de 4 ans on utilisera de la Xylocaïne à 1% à la place de la Procaïne.

Fréquence:

Tous les six mois s'il y a lieu et associer d'autres traitements si cela est nécessaire.

N.B. Il semble impossible à beaucoup, qu'une petite piqûre sur la zone vésicale puisse agir sur toutes les formes d'énurésie.
Les faits sont là: sur cinq jeunes malades énurésiques traités, deux ont un très bon résultat. Psychothérapie? qu'importe!

EPICONDYLITE DROITE (Tennis Elbow)

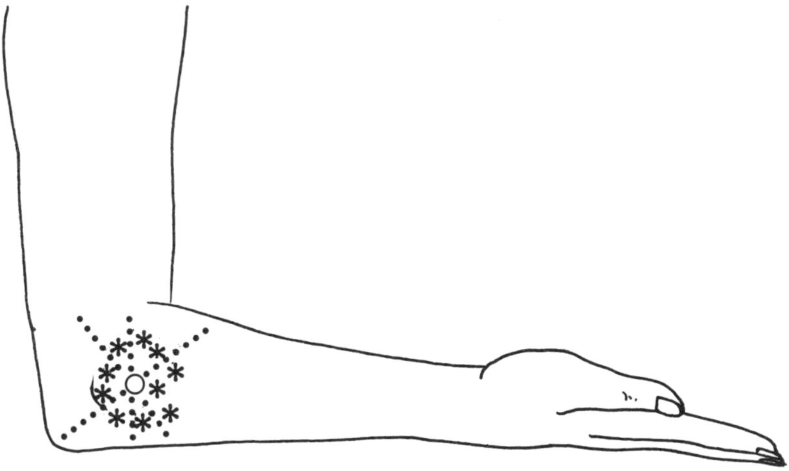

Programmer

1/ ○

2/ ✱

3/ ••••

Ex. de mélange

Procaïne 1%............. 1 ml
Iodogluthional.......... 1 ml
Neuriplège............... 1 ml

Observations:

L'IC sera de préférence réalisée à la main car quelques gouttes doivent être injectées au niveau même de l'insertion du tendon tout contre l'os et l'utilisation du Pistormatic risque de tordre l'aiguille en l'épointant. Les injections CPC au nombre d'une dizaine pratiquées tout autour ne posent pas de problème. Au voisinage de l'os, il est possible en formant un pli cutané de piquer dans le pli sans aller jusqu'à l'os. Après les rafales, appliquer des pommades calmantes, décontracturantes, habituelles (Neuriplège ou Percutalgine).

Fréquence:

Une seule séance peut suffir en général. En cas de rechute prolongée ou de persistance de la douleur, refaire une séance un mois après la première en ajoutant un peu de Tétracémate au mélange précédent.

EPIDIDYMITE

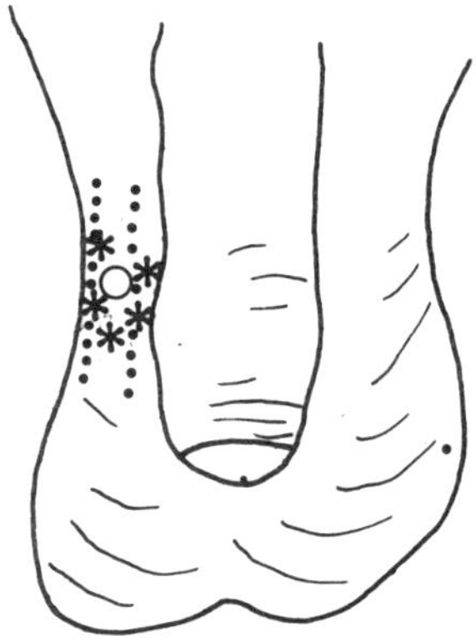

Programmer

1/ ○

2/ ✱

3/ ••••

Ex. de mélange

Procaïne 1‰............ 2 ml
Divasta.................. 2 ml
Iodo-Gluthional .... 2 ml

Observations:

Injection unique au niveau le plus douloureux dans la peau du scrotum avec une demi-douzaine de CPC dans la même région.

Fréquence:

Une séance unique est généralement suffisante.

ERUPTIONS PRURIGINEUSES (voir intertrigo)

ESCARRES

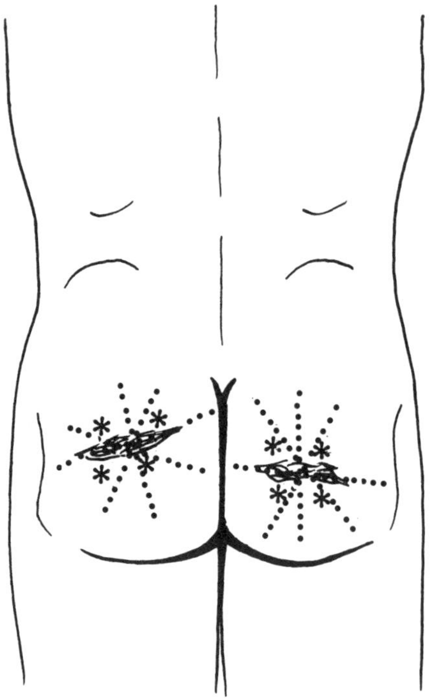

Programmer

1/ *

2/ ....

Ex. de mélange

Procaïne 1%............ 2 ml
Péridil-Héparine....... 2 ml
Placenta Lucchini.... 2 ml

Observations:

Ne pas craindre de faire quelques CPC et rafales dans l'escarre. L'injection continue n'est pas ici nécessaire. Les rafales seront faites soigneusement sur les bords de l'ulcération pour permettre la revitalisation de ces régions. Si les CPC sont ressentis trop douloureusement, faire précéder la séance par une anesthésie de contact réalisée avec un coton imbibé de Xylocaïne à 5% pendant 3 minutes.

Fréquence:

Tous les quatre jours environ avec quelques CPC et surtout des rafales superficielles pouvant aller parfois jusqu'au saignottement en rafales fixes, c'est-à-dire sans changer l'aiguille de place.

FOLLICULITE (voir pyodermite)

FRIGIDITE TEMPORAIRE

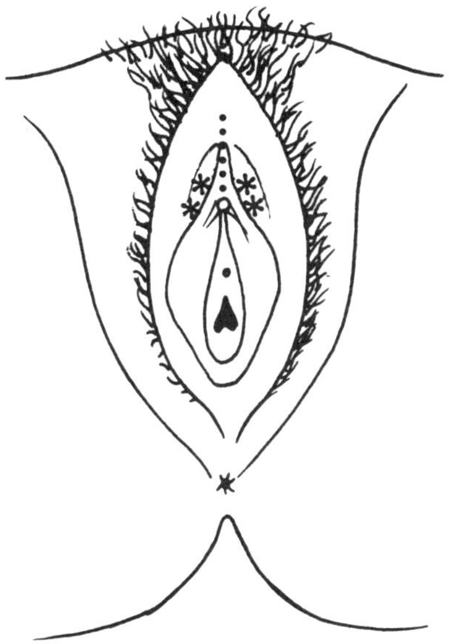

Programmer

1/ *

2/ ••••

Ex. de mélange

Procaïne 1%............ 1 ml
Placenta Lucchini..... 1 ml
Péridil -Héparine....... 1 ml

Observations:

Pas d'IC dans ce traitement. Les CPC seront pratiqués au nombre de trois ou quatre dans la région péri-clitoridienne sur le capuchon du clitoris lui-même sera pratiquée une courte rafale superficielle à cadence rapide.
Ce traitement local est aussi valable pour les uréthrites accompagnées de brûlures à la miction en associant 1 ml de Divasta au mélange cité.

Fréquence:

Trimestrielle ou plus rare.

FURONCLES - ANTHRAX

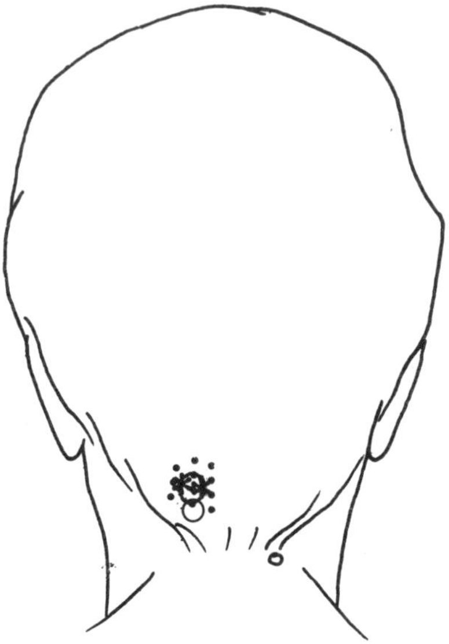

Programmer

1/ O

2/ *

3/ ....

Ex. de mélange

Procaïne 1%............ 1 ml
Divasta.................. 1 ml
Iodogluthional.......... 1 ml

Observations:

CPC deux ou trois dans le furoncle proprement dit; IC à la base du furoncle; rafale sur la zone périphérique et sur le furoncle lui-même.

Fréquence:

Séances hebdomadaires.

GERIATRIE - GERONTOLOGIE SYSTEMATIQUE (voir hémiplégie)

GINGIVITE

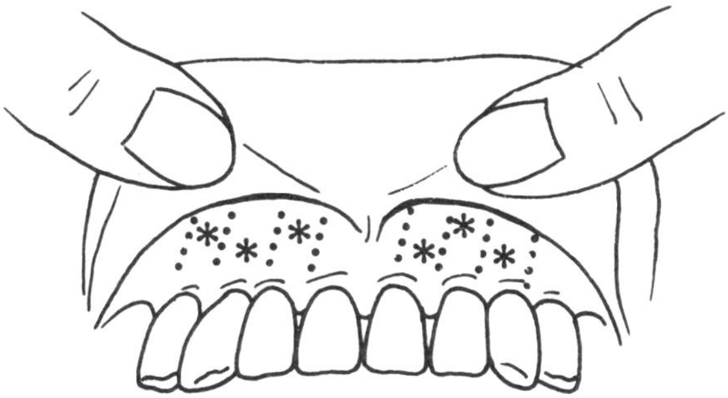

Programmer	**Ex. de mélange**
1/ *	Procaïne 1%............ 2 ml
2/ ••••	Solurutine................ 2 ml
	Divasta................... 2 ml
	Gentalline 40........... 2 ml

Observations:

Ce traitement ne peut être fait au niveau des gencives antérieures qui portent les incisives. Pour tout autre localisation, utiliser le MPP de la Mésothérapie manuelle. Pour, la plupart des gingivites, stomatites et pyorrhées la vaccinothérapie loco-régionale, c'est-à-dire pratiquée par voie sous-cutanée et intra-dermique est très souvent efficace contre la douleur et contre l'infection. Il s'agit dans ce cas d'injections un peu au-dessus de la lèvre supérieure, un peu au-dessous de la lèvre inférieure ainsi qu'au niveau des joues.

Fréquence:

Une séance mensuelle.

GLAUCOME AIGU

Comme pour la plupart des indications d'ophtalmologie, il n'y a pas de Mésothérapie prévue pour le moment dans cette indication, mais un jour viendra où les ophtalmologistes observeront qu'une ou plusieurs micro-injections locales sont souvent bien plus utiles qu'un comprimé per os ou une piqûre dans la fesse ou dans la veine.

GLAUCOME CHRONIQUE (voir traitement ophtalmologique général, astigmatisme, presbytie)

Là encore la stimulation de la micro-circulation locale permet à notre traitement très simple d'avoir de bons résultats dans des indications qui semblent très différentes au départ.

GOUTTE (Crise)

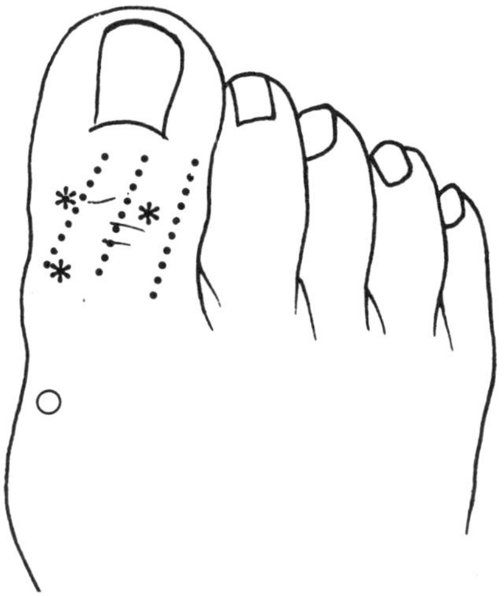

Programmer

1/ O

2/ *

3/ ....

Ex. de mélange

Procaïne 2 %............. 2 ml
Divasta.................. 2 ml
Amplivix................. 2 ml

Observations:

C'est là aussi au moment de la douleur la plus forte que le traitement sera le plus efficace. Ne pratiquer que deux ou trois CPC dans le gros orteil si douloureux. Réserver l'injection continue à la zone immédiatement voisine de la zone douloureuse. Les rafales superficielles seront faites une minute après les piqûres précédentes pour bénéficier d'une certaine anesthésie locale.

Fréquence:

Traitement unique lors d'une crise, beaucoup moins efficace s'il est pratiqué en dehors d'une crise à titre préventif.

GROS-BRAS (POST-CHIRURGICAL)

(Voir bulletin N°35 du 11-6-75 de la Société Française de Mésothérapie Dr. BICHERON rapporteur).

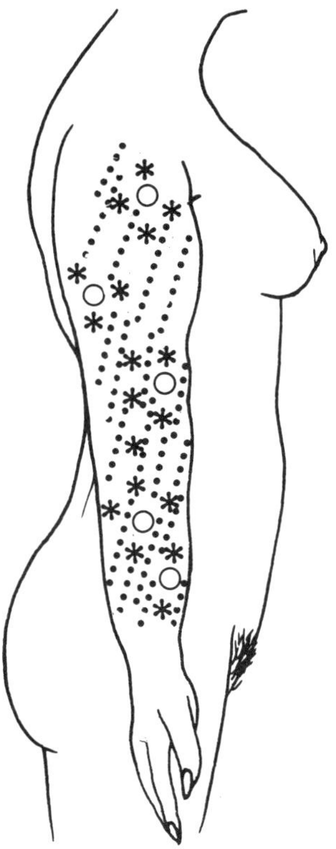

Programmer

1/ O

2/ *

3/ ••••

Ex. de mélange

Procaïne 2%............ 2 ml
Iodo-Gluthional......... 2 ml
Péridil-Héparine....... 2 ml

Observations:

Les injections continues au nombre de cinq ou six sont réparties sur le bras, ainsi qu'une vingtaine de rafales. Des bains d'eau salée tiède seront conseillés deux fois par jour pour empêcher la cicatrisation trop rapide des micro-plaies.

Fréquence:

Tous les dix jours environ.

GROSSE JAMBE (VARIQUEUSE) - ŒDEME DES MEMBRES INFERIEURS

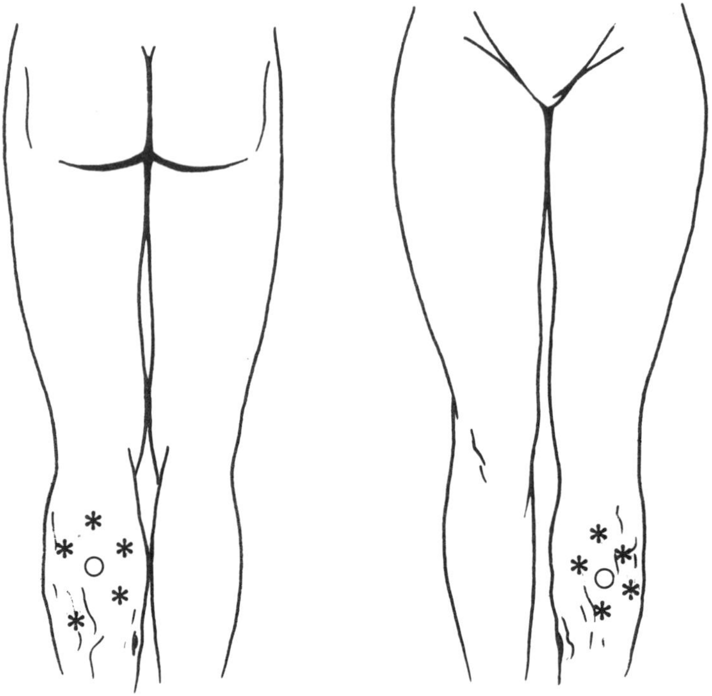

Programmer

1/ *

Ex. de mélange

Procaïne 2%............ 2 ml
Iodo-Gluthional......... 2 ml
Péridil-Héparine....... 2 ml

Observations:

Les 2/3 des micro-injections seront pratiquées à sec avec une seringue vide, car ce sont les pertuis qui joueront le rôle thérapeutique principal en drainant les œdèmes où des tensions liquidiennes locales prurigineuses sont génératrices d'eczéma et d'infection par grattage.
1/3 seulement des CPC seront pratiqués avec le mélange précité. Au niveau de l'ulcère lui-même, il ne sera pas utile de faire des micro-injections avec un mélange quelconque, mais on pourra par contre arroser l'ulcère lui-même avant et après traitement avec du Madécassol liquide.

Fréquence:

Tous les mois.

HALLUS VALGUS

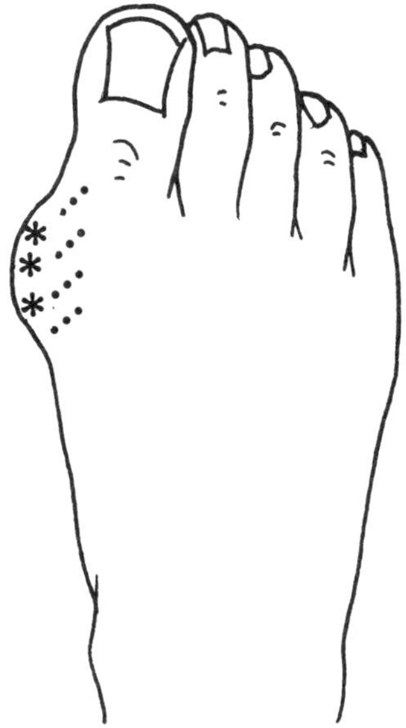

Programmer	**Ex. de mélange**
1/ ✱	Procaïne 2%............. 2 ml
2/ ••••	Iodo-Gluthional......... 2 ml
	Solurutine................ 2 ml

Observations:

Cette localisation étant particulièrement douloureuse, il y a intérêt à utiliser le CPC fixe à raison de deux ou trois injections dans l'Hallus Valgus, mais en pratiquant plusieurs déclenchements successifs dans le même trou d'aiguille.

Fréquence:

Trois fois par an est une fréquence habituelle susceptible d'être modifiée en fonction des résultats cliniques.
(Voir film 16 mm concernant l'Injecteur Electronique par P. JEANSEN ou film Super 8 par J.F. ROUX).

HEMIPLEGIE

(traitement souvent valable contre le vieillissement et traitement gérontologique systématique trois fois par an).

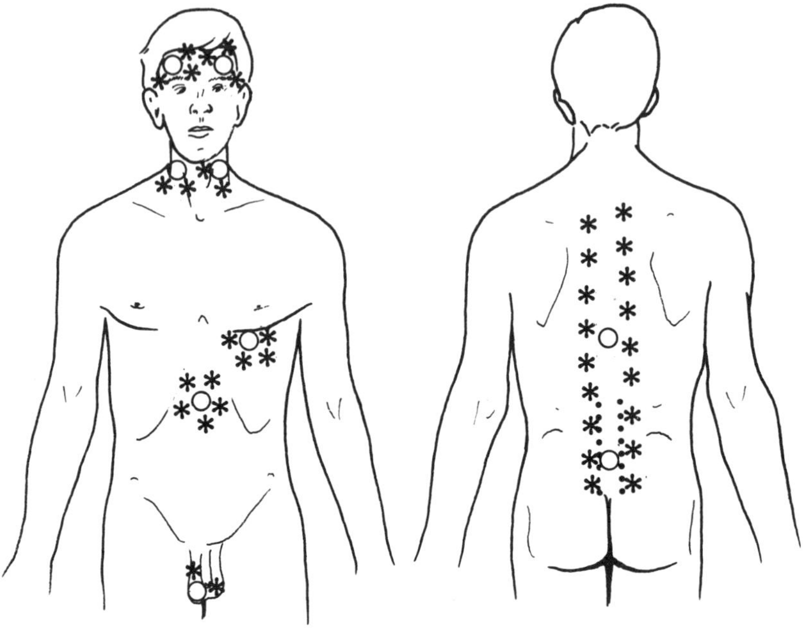

Programmer

1/ O

2/ *

3/ ••••

Ex. de mélange

Procaïne 2%............. 2 ml
Solurutine............... 2 ml
Nicyl..................... 2 ml
Extrait placentaire
Lucchini................ 2 ml

Observations :

Une injection continue pratiquée au niveau des deux tempes, des zones carotidiennes, sur la zone précordiale, sur le plexus solaire, ainsi que sur la peau du scrotum.
De nombreux CPC sont pratiqués sur les mêmes zones et aussi le long de l'axe cérébro-spinal, depuis la colonne cervicale jusqu'au bas de la colonne lombaire.
Deux rafales seront faites sur la zone lombaire de part et d'autre de la colonne vertébrale à environ 2 cm de la ligne médiane.
Dans certains cas de sclérose latérale amyotrophique, des améliorations partielles et limitées dans le temps ont pu être obtenues.

Fréquence:

Tous les quatre mois.

HEMORROIDES

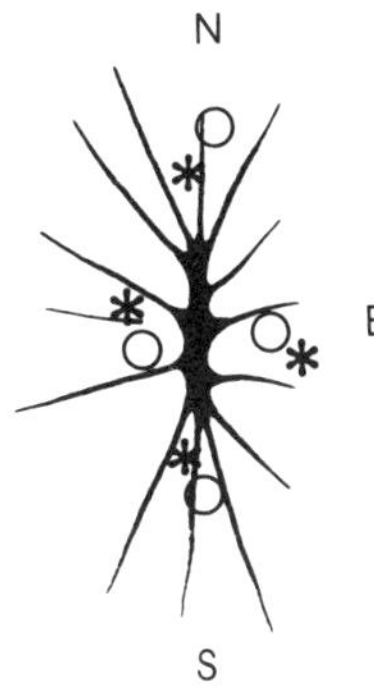

Programmer	**Ex. de mélange**
1/ O	Procaïne 2%............ 2 ml Iodo-Gluthional........... 2 ml Thiomucase.............. 1 flac. sec

Observations:

Les injections franchement sous-cutanées seront faites dans les cadrans nord, sud, est, ouest de la région anale, dans la zone pigmentée après avoir déplissé cette région avec la main gauche afin de rendre plus facile l'approche de l'extrémité utile de l'injecteur électronique. Ce traitement est très efficace en urgence, lors d'une crise hémorroïdaire, car il réalise une sédation immédiate de la douleur et souvent une action anti-spasmodique durable. Si une deuxième séance s'avère nécessaire au bout d'une heure après la reprise des douleurs, répéter le même traitement, mais cette fois avec des CPC en ajoutant du Neuriplège au mélange précité.

Fréquence:

A la demande avec un écart minimum de deux à trois mois entre chaque séance. Un examen du spécialiste reste nécessaire pour être certain qu'il n'y a pas autre chose derrière les hémorroïdes.

HERPES

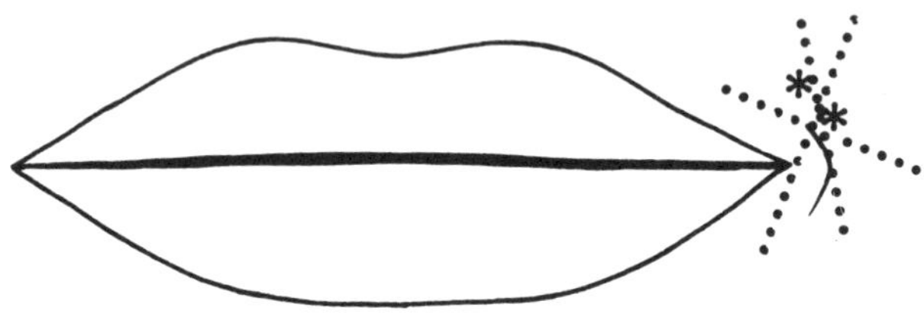

Programmer	Ex. de mélange
1/ *	Procaïne 2%............ 1 ml
2/ ••••	Divasta..................1 ml
	Iodo-Gluthional .... 1 ml

Observations:

Il faut essayer d'agir lorsque l'herpès est visible, car la micro-vaccination locale semble plus efficace à ce moment-là. Ce traitement est également indiqué dans le cas d'herpès oculaire, mais c'est alors d'une micro-injection continue qu'il s'agira au niveau du sourcil du côté malade, injection unique souvent efficace.

Fréquence:

Trimestriel ou plus, selon les résultats.

HOQUET (voir aérogastrie)

Traitement anti-spasmodique.

Programmer	**Ex. de mélange**
1/ O	Procaïne 1%............ 2 ml Neuriplège.............. 2 ml

En IC, deux ou trois sur le plexus solaire.

HYDARTHROSE DU GENOU

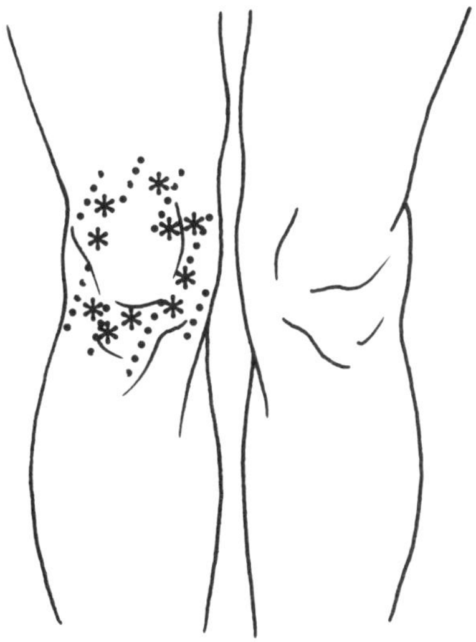

Programmer	**Ex. de mélange**
1/ *	Procaïne 2%............ 1 ml
2/	Iodogluthional.......... 1 ml Divasta.................. 1 ml

Observations:

Il faut essayer au maximum d'éviter ou de retarder la ponction et l'emploi des corticoïdes qui tous les deux semblent favoriser les rechutes. Le mélange qui vient d'être cité sera injecté en CPC autour des rotules. Malgré les douleurs, il faudra tâcher au maximum d'éviter l'immobilisation, mais par contre prescrire une contention élastique, mais si dans les trois ou quatre jours, une grosse amélioration ne s'est pas manifestée, il faudra avoir recours à la rhumatologie, aux ponctions classiques et à l'immobilisation suivie de synoviorthèse éventuelle.

Fréquence:

Trimestrielle mais en période de rechute seulement.

HYGROMA

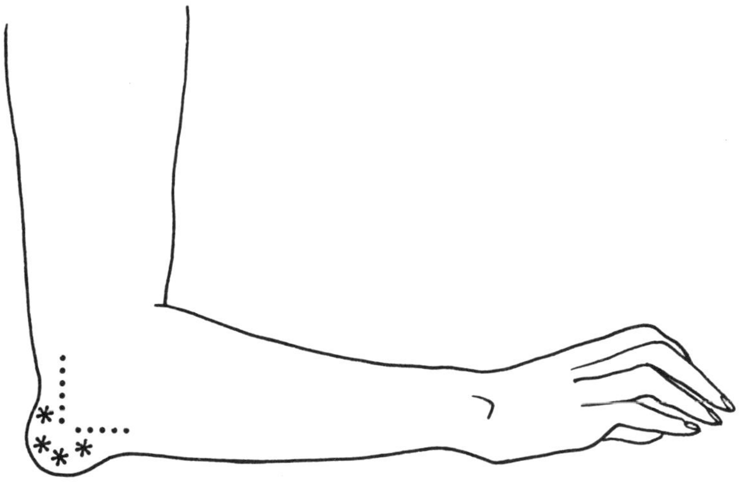

Programmer

1/ ✱

2/ ....

Ex. de mélange

Procaïne 2%.............2 ml
Iodo-Gluthional........ 2 ml
Divasta.................. 1 ml

Observations:

Ces injections Coup par Coup seront réalisées dans la bursite, là où les téguments sont colorés. Il est souvent utile de prendre pendant une huitaine de jours, un comprimé de Dilar à midi pour accélérer la diminution de la poche. Ce traitement est à notre connaissance, le seul traitement médical rapidement efficace permettant souvent d'éviviter la chirurgie.

Fréquence:

Séance unique qui, si elle ne réussit pas, doit laisser place au traitement chirurgical.

HYPERTENSION (voir traitement gérontologique systématique)

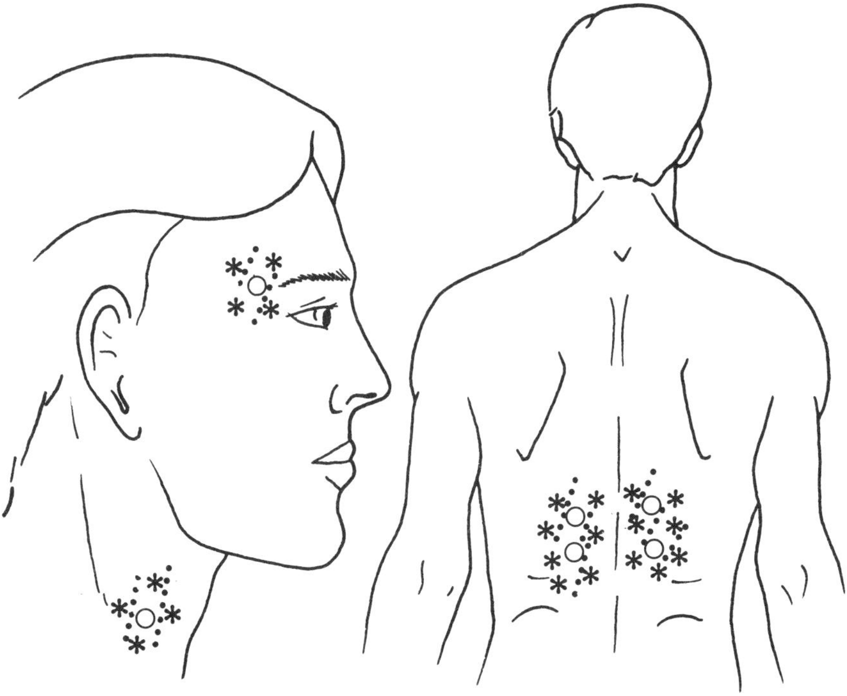

Programmer	**Ex. de mélange**
1/ ○	Procaïne 2 %............ 2 ml
2/ ✱	Chophytol................ 2 ml
3/ ••••	Péridil-Héparine....... 2 ml
	Solurutine................ 1 ml

Observations:

Faire une IC sur les tempes droite et gauche, sur les carotides, sur l'espace pré-carotidien D et G ainsi qu'en projection de l'emplacement du rein de part et d'autre de l'axe cérébro-spinal (2 IC). Chaque IC aura pour corollaire quatre injections CPC et quelques rafales locales à la fin du traitement.

Fréquence:

Trimestrielle. Traitement classique bien entendu associé, les médicaments modernes étant particulièrements efficaces dans ce domaine.

IMPUISSANCE (voir asthénie génitale)
INCONTINENCE (voir énurésie)

INFARCTUS DU MYOCARDE, séquelle ou crise aigüe
(traitement en général des algies précordiales, coronarite, angor)

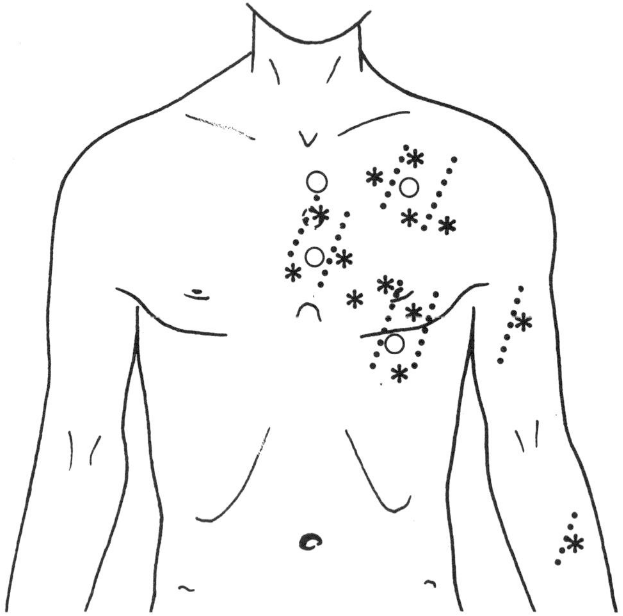

Programmer	**Ex. de mélange**
1/ ○	Procaïne 2 %............. 2 ml
2/ ✱	Iodogluthional.......... 2 ml
3/ ••••	Péridil-Héparine....... 2 ml
	Neuriplège............... 1 ml

Observations:

En cas d'urgence, injections CPC au nombre de quatre réparties sur l'aire précordiale soulagent instantanément souvent d'une façon durable et permet le transport du malade en milieu hospitalier pour une réanimation efficace.
En ce qui concerne les précordialgies modérées, essayer de traiter lors d'une période douloureuse par des IC locales puis des CPC et rafales comme d'habitude. Comme souvent, plus ce traitement est rare plus il devient efficace.

Fréquence:

Environ trimestrielles.

INFECTION

(attitude à prendre en mésothérapie électronique en présence d'une...)

Programmer

1/ O

2/ *

3/ ....

Ex. de mélange

Procaïne 2%............ 1 ml
Vaccin Bruschettini... 1 ml
Divasta.................. 1 ml

Préparer d'autre part dans une autre seringue, le mélange:

Procaïne 2% .... 2 ml
Péridil-Héparine....... 1 ml
Antibiotique utile...... 1/4 de la dose IM moyenne normalement utilisée
H_2O...................... qspour dilution

Observations:

Il est évident que la mésothérapie ne prétend ni remplacer, ni même toujours égaler, ici en particulier, les possibilités du traitement classique. Elle peut cependant souvent apporter des résultats excellents parfois meilleurs qu'avec les fortes doses, toujours disséminées par voie générale. On pourra utiliser séparément l'antibiotique utile et le vaccin non spécifique dans le traitement de l'infection en les portant au plus près de la zone infectée.
L'un apporte un résultat intense, l'autre un résultat durable. Dans les infections pulomnaires, la mésothérapie sera péri-thoracique, dans les infections abdominales elle sera péri-abdominale, etc...

Fréquence:

Ces traitements seront institués aussi rarement que possible afin d'éviter comme toujours l'accoutumance. On se basera pour la poursuite des traitements comme tous les médecins, sur les indications radiologiques, biologiques, etc...

INSOMNIES

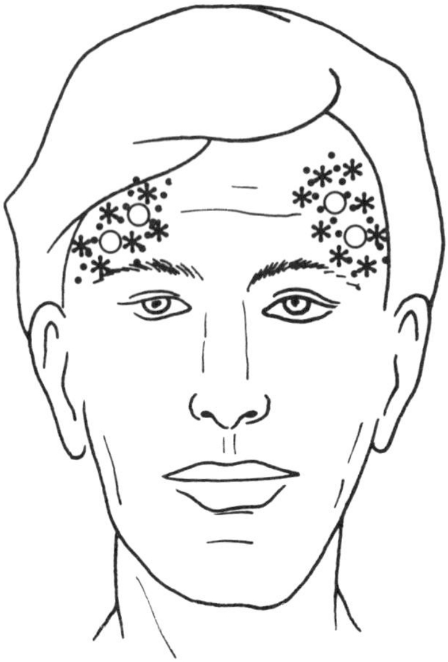

Programmer

1/ O

2/ *

3/ ....

Ex. de mélange

Procaïne 2%................ 4 ml
Neuriplège................. 1 ml
Alterner avec:
Procaïne 2%................ 2 ml
Leptryl...................... 1 ml

Observations:

Ce traitement est moins efficace à partir de 50 ans. Deux IC de trois secondes comme toujours seront pratiquées sur la zone temporale droite, puis gauche, entourées de CPC puis de rafales. Ce traitement ne sera pas efficace si l'on ne peut obtenir l'arrêt des somnifères quotidiens pendant six jours qui précèdent le traitement et pendant les trente jours qui le suivent, car la dépendance médicamenteuse est le facteur principal de toutes les insomnies chroniques. Il faut faire comprendre au malade la nécessité d'acheter sa guérison par une abstention médicamenteuse de un mois qui les mettra pendant dix jours au moins en état de "manque" fort désagréable, mais qu'il devra surmonter.

Fréquence:

Traitement unique, je le renouvelle rarement, car c'est lors du premier traitement que le malade montre s'il a suffisamment de **volonté** pour s'abstenir pendant quatre semaines du somnifère quotidien. (Après 70 ans, il est logique de laisser le malade se conformer à son habitude prise).

INSUFFISANCE RENALE CHRONIQUE (voir azotémie)

Ce traitement est également valable pour la plupart des types de rétentions d'eau, en association avec le traitement des œdèmes.

INTERTRIGO

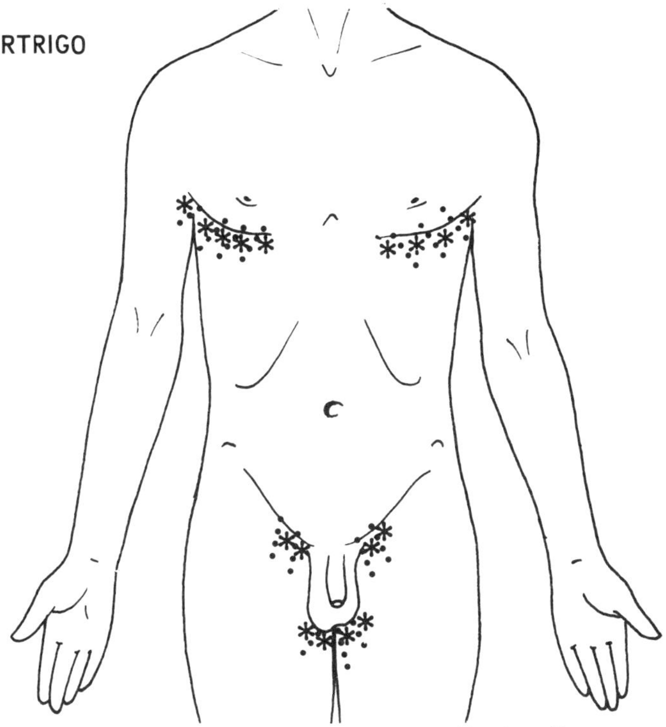

Programmer	**Ex. de mélange**	
1/ *	Divasta	1 ml
2/ ••••	Iodogluthional	1 ml
	Ducton	1 ml
	Procaïne 2%	1 ml
	(3ml seulement seront injectés)	

Observations:

Ce traitement peut être fait dans une seringue de 5ml où 3ml seulement du mélange précité seront utilisés.
Ces intradermiques très diluées pourront être assez nombreuses et réparties dans toutes les zones prurigineuses. Le micro-labourage manuel sera réalisé par des rafales superficielles sur lesquelles pourra être appliquée une pommade antiprurigineuse ou antiallergique qui sera de ce fait plus efficace. Ajouter au mélange 1ml de Polaramine injectable.

Fréquence:

Selon les résultats cliniques.

LARMOIEMENT (Voir traitement de l'astigmatisme souvent efficace)

LARYNGITE AIGUE (Extinction de voix)

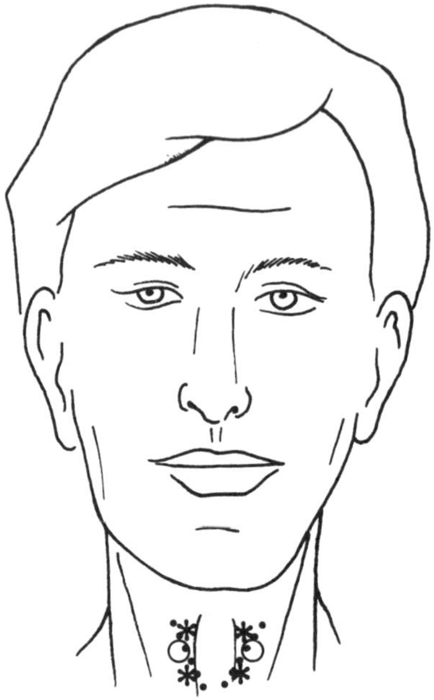

Programmer	**Ex. de mélange**
1/ O	Procaïne 2% .... 2 ml
2/ *	Péridil-Héparine....... 2 ml
3/ ••••	Divasta................... 2 ml

Observations:

Le traitement pourra commencer par trois ou quatre CPC sur la zone de la pomme d'Adam qui correspond au larynx. Les injections continues au nombre de deux seront pratiquées sur la même zone, ainsi que la rafale qui assure le micro-labourage de cette zone. Une pommade décontracturante ou antispasmodique pourra être appliquée sur la zone traitée. (Neuriplège)

Fréquence:

Traitement rare, une seule séance suffit généralement à obtenir le résultat.

LICHEN-PLAN (Micro-vaccination métamérique)

LITHIASE (Vésiculaire ou urinaire, voir coliques hépatiques ou néphrétiques)

MASTITES - MASTODYNIE

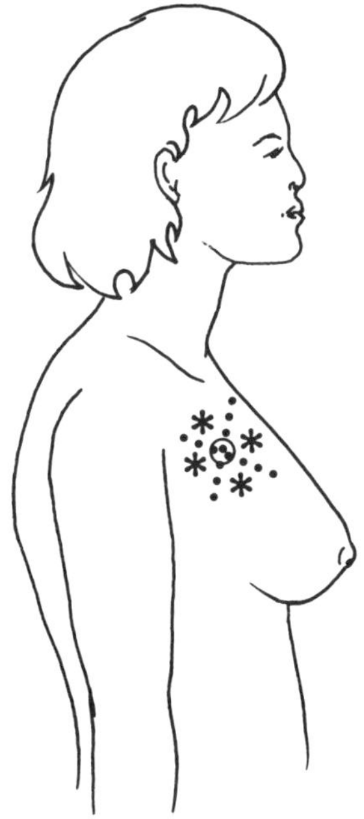

Programmer	Ex. de mélange
1/ O	Procaïne 2%............. 1 ml
2/ *	Placenta Lucchini...... 1 ml
3/ ••••	Iodogluthional.......... 1 ml
	Péridil-Héparine....... 1 ml

Observations:

Le traitement est appliqué au-dessus de la région glandulaire.

Fréquence:

Tous les trois mois environ.

MIGRAINES (voir céphalées et publications du service du Pr. THIERREE à NECKER - Dr. DALLOZ-BOURGUIGNON)

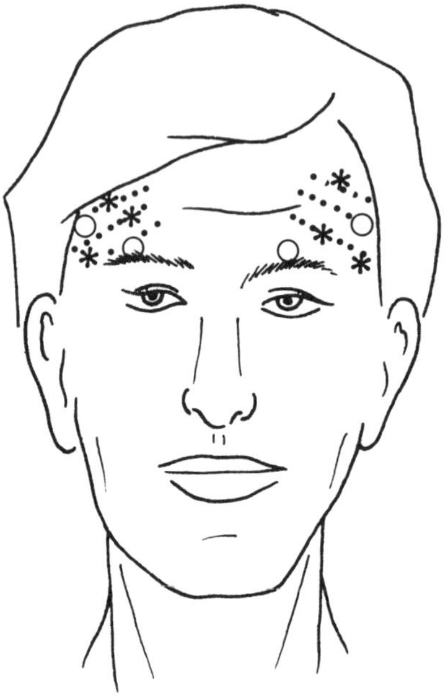

Programmer	**Ex. de mélange**
1/ O	Procaïne à 2% .... 2 ml
2/ *	Iodo-Gluthional .... 2 ml
3/ ••••	Péridil-Héparine .... 2 ml

Observations:

Pour les migraines occipitales: faire le traitement de l'arthrosè cervicale.

En ce qui concerne les migraines temporales et frontales, pratiquer quelques CPC, puis IC sur la zone temporale, puis au niveau du sourcil si la douleur est rétro-orbitaire en piquant dans la zone des poils du sourcil, en évitant que l'aiguille soit dirigée vers le globe oculaire.

Tous les traitements d'ophtalmologie ou de migraines doivent être faits en dehors de la région de l'orbite, mais à sa frontière.

Les traitements, eux doivent être rares, trimestriels en général, quelquefois plus fréquents. Il faut supprimer les traitements quotidiens "per os" générateurs de rechute.

MYCOSES (voir dyshidroses)

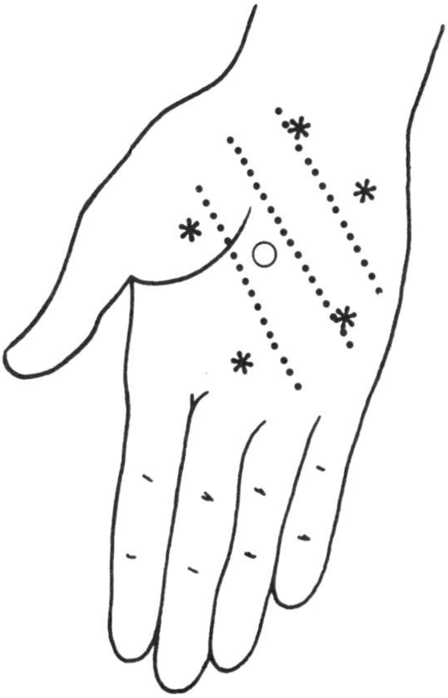

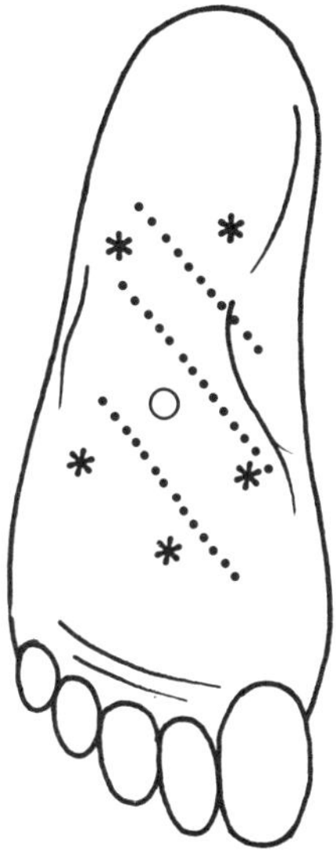

Programmer

1/ O

2/ *

3/ ••••

Ex. de mélange

Procaïne à 2%.............. 2 ml
Iodo-Gluthional............ 2 ml
Divasta..................... 1 ml

Observations:

Il faut une réaction locale pour qu'il y ait un résultat et laisser prévoir deux jours difficiles au malde (enflure, gêne, etc...).

Fréquence:

Séances rares, à la demande.

NAUSEES

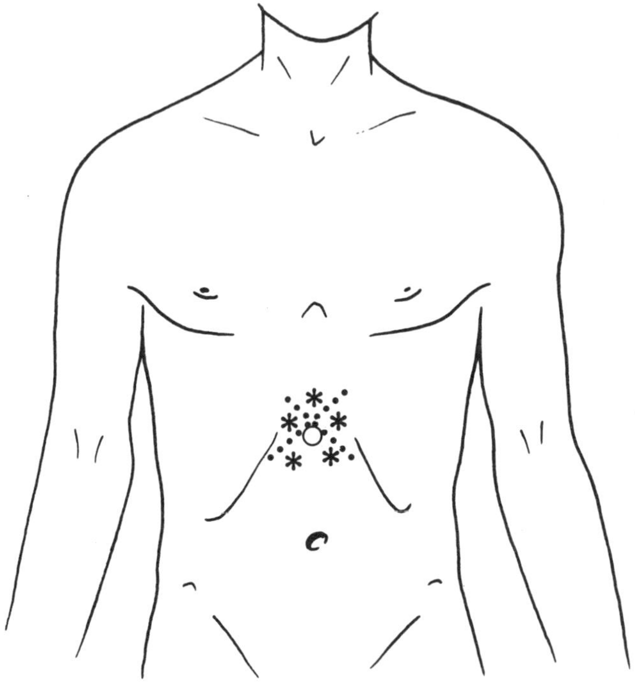

Programmer

1/ ○

2/ ✱

3/ ....

Ex. de mélange

Procaïne 2%............ 1 ml
Neuriplège.............. 1 ml
Sérum physiologique ou
H_2O...................... 1 ml

Observations:

Les 2/ 3 de ce mélange seront distribués en IC sur la zone du plexus solaire, c'est-à-dire sur l'épigastre. On ajoutera à ce traitement quelques CPC et rafales sur la même zone.

Fréquence:

Traitement trimestriel.

NÉVRALGIES (Voir page suivante)

Quelles soient faciales, sciatiques ou du trijumeau, elles peuvent être améliorées suivant ce schéma thérapeutique.
Tous les mois environ, on alternera des séances avec tantôt:

Programmer	Ex. de mélange
O seul tantôt avec CPC	Divasta.................. 1 ml
* seul tantôt avec rafales seules	Neuriplège.............. 1 ml
••••	Procaïne 2%............ 1 ml

Observations:

Trois ou quatre IC seront pratiquées sur les zones de la plus grande douleur, le reste du traitement en CPC et rafales distribués tout le long du territoire douloureux.
Au début du traitement, on pourra associer une faible dose de Tegretol dont il faudra rapidement se séparer si cela est possible.

NEVRALGIES FACIALES (voir névralgie du trijumeau)

TRAITEMENT DES PLUS GRANDES DOULEURS

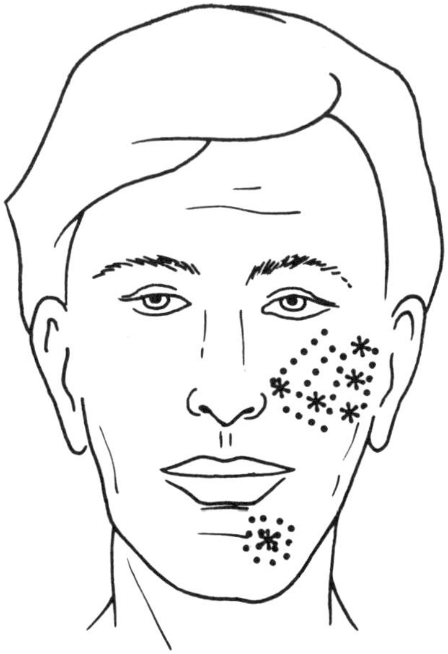

Observations:

Les points douloureux étant souvent différents pour chaque malade, le schéma type ne peut être fait.
Le mélange indiqué pour la névralgie du trijumeau est ici parfaitement valable.
Prévenir le malade que bien souvent une réaction locale importante sera sensible dans les deux jours qui suivront ce traitement, comme presque toujours lorsqu'on utilise un mélange dans lequel le DIVASTA est injecté en posologie un peu plus élevée (IC).

NEVRALGIE INTERCOSTALE

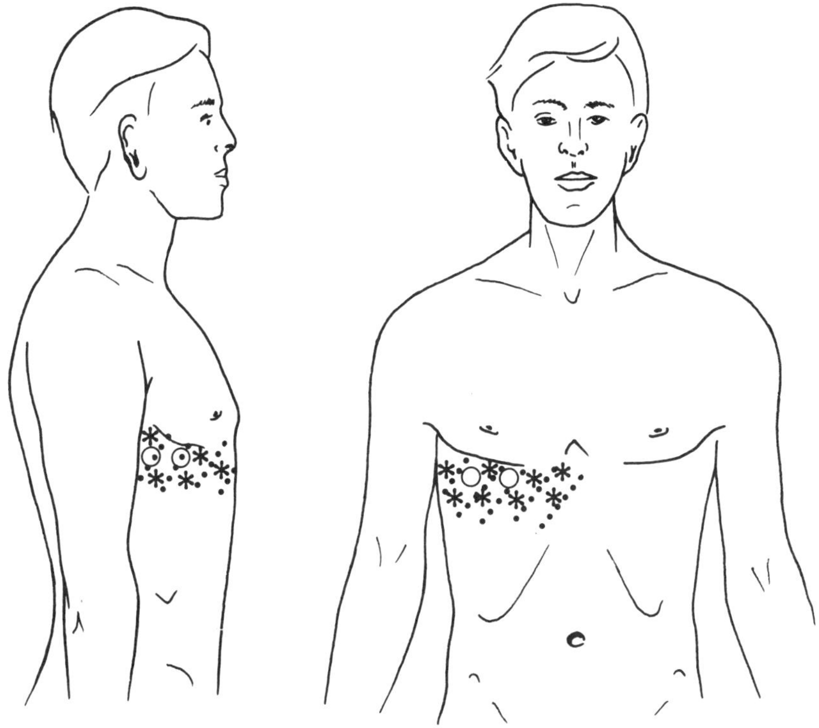

Programmer

1/ O

2/ *

3/ ••••

Ex. de mélange

Procaïne 2 %............ 1 ml
Hydroxo 5000........... 1 ml
Neuriplège.............. 1 ml

Observations:

On peut utiliser une seringue de 3 pour faire ce traitement en injectant par voie sous-cutanée avec deux ou trois IC puis avec de nombreux CPC et rafales tout le long de la zone douloureuse. Si une 2ème séance est nécessaire, on peut ajouter 1 ml de DIVASTA au mélange précité.

NEVRALGIE SCIATIQUE

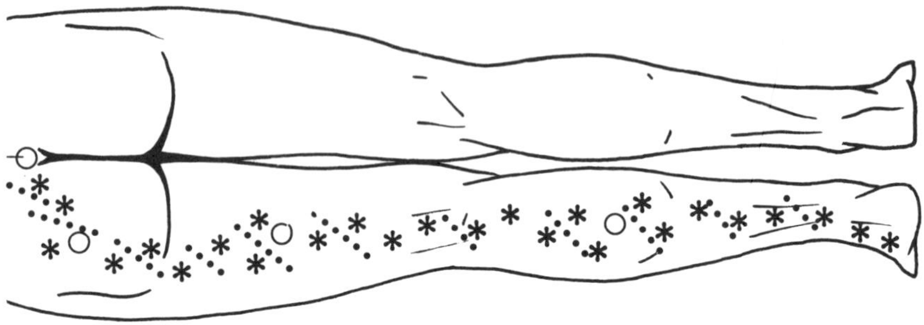

Programmer

1/ O

2/ ✱

3/ ••••

Ex. de mélange

Procaïne 2%............. 2 ml
Iodogluthional .... 2 ml
Neuriplège............... 2 ml

Observations:

La moitié de la posologie totale pourra être distribuée en IC sur les principaux points de la douleur qui peuvent être par exemple au nombre de quatre. Une IC sur L5-S1, une IC sur la fesse, une IC sur la cuisse face postérieure, et une IC sur le mollet. Terminer la séance par de nombreux CPC sur tout le long de la zone douloureuse ainsi que par des rafales prédominant sur la zone douloureuse. Une pommade calmante type Neuriplège sera utilement associée à ce traitement qui est un des plus fréquents que puisse utiliser le mésothérapeute en clientèle. Dans l'immense majorité des cas, il faut mobiliser le malade auquel on a pourtant toujours conseillé de rester immobile et à plat, parfois même dans une gouttière plâtrée; ceci est faux neuf fois sur dix, c'est-à-dire chaque fois que le malade a observé qu'il souffre beaucoup moins quand il remue.
Il faut supprimer aussi autant que possible la dépendance quotidienne aux antalgiques qui amènent chez les malades une hyper-excitation et leur fait ressentir beaucoup plus fortement une douleur que leur propre organisme leur permettrait souvent de contrôler au moins partiellement.

Fréquence:

Les séances seront les plus rares possible. Il est parfois nécessaire de faire deux séances à huit ou dix jours d'intervalle et lorsqu'une vive recrudescence de douleur est ressentie dans les premières 48h une simple rafale locale, à sec, sans injection d'aucun mélange suffit souvent à faire disparaître cette violente réaction douloureuse initiale.

NEVRALGIE SCIATIQUE

Programmer	**Ex. de mélange**
1/ O	Procaïne 2%............ 1 ml
2/ *	Iodogluthional.......... 1 ml
3/	Péridil-Héparine....... 1 ml
	Neuriplège.............. 1 ml

Observations:

Deux tests préalables sont faits à l'occasion de ce traitement: marquer avec un stylo feutre le maximum de descente des mains le long des jambes, au-dessus et au-dessous des genoux, le tronc étant fléchi en avant et les jambes bien tendues; le deuxième test consistera, le malade étant allongé en décubitus dorsal, à mesurer l'extension de la jambe (distance du talon au plan du lit avant et après traitement).
Quand le traitement de mésothérapie est réussi, ces deux tests sont très améliorés et il sera souvent utile de faire le traitement en deux temps: 1) avec seulement CPC et rafale, depuis L5 jusqu'au talon en passant par le bord externe de la cuisse ou du mollet ou complètement en arrière selon les indications du malade. Les tests pratiqués environ deux minutes après le traitement doivent montrer une amélioration importante, sinon répartir au moins la moitié de la dose contenue dans la seringue en IC réparties depuis L5 jusqu'au talon, environ deux dans le dos, une dans la fesse au niveau de l'échancrure sciatique par exemple, deux dans la cuisse et une dans le mollet. Si le résultat CPC rafale est suffisant, ne pas faire d'IC. Comme dans la plupart des traitements dirigés contre la douleur, prévenir le malade qu'un rebond de la douleur est possible sinon probable les trois ou quatre jours qui vont suivre la séance et il faudra essayer de limiter au maximum les prises d'antalgiques durant cette période car c'est le malade lui-même qui doit équilibrer la douleur avec ses propres défenses (secrétion d'Endorphines etc...)
Dans la majorité des cas, le malade déclare qu'il souffre surtout le matin en se levant car il a l'impression d'être rouillé, mais dès qu'il a remué une demi-heure, dit-il, cela va mieux. Dans ce cas, il faut conseiller la mobilisation qui s'accompagne presque toujours d'une amélioration de la contracture musculaire, ici souvent en cause.

Fréquence:

Une seule séance souvent suffisante; en cas de douleur très violente, deux ou trois jours après la première séance, quelques rafales locales sont suffisantes pour maîtriser la douleur. Une troisième et dernière séance est parfois nécessaire au bout de trois semaines à un mois.

NEVRALGIE DU TRIJUMEAU ET NEVRALGIE FACIALE

Même traitement pour ces deux types de névralgie avec d'autres localisations de la douleur, et donc du traitement.

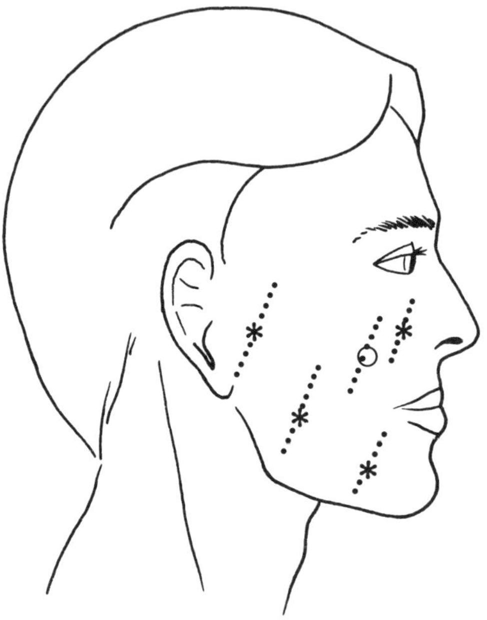

Programmer

1/ O

2/ ✱

3/ ••••

Ex. de mélange

Procaïne 2%............	1 ml
Neuriplège..............	2 ml
Divasta..................	1 ml
Algobaz.................	1 ml

Observations:

Deux ou trois IC seront pratiquées dans la zone la plus douloureuse, puis quelques CPC double ou triple, c'est-à-dire en maintenant l'aiguille dans la même position mais en assurant par deux ou trois déclenchements successifs la pénétration de deux ou trois gouttes supplémentaires. Prévenir le malade des réactions probables dans les deux jours qui suivent comme chaque fois que des IC sont pratiquées avec un mélange contenant du Divasta. Eviter au maximum les antalgiques per os qui semblent diminuer les possibilités individuelles de défense contre la douleur (secrétion d'Endorphines activées par la Mésothérapie?)

Fréquence:

Séance unique si possible, le deuxième séance moins efficace devra être retardée au maximum.

NEVRALGIE DU TRIJUMEAU, FACIALE

(Zona, Herpès Zoster)

Observations (suite):

Contrairement à la plupart des cas en Mésothérapie, la concentration de la solution thérapeutique est ici assez forte et la présence d'une quantité relativement importante de Divasta donnera des réactions dans les deux iours qui suivent dont il faut avertir le malade. Les résultats semblent nettement moins bons en l'absence de ce vaccin dans le mélange et il semble que le bon résultat soit directement proportionnel à l'importance de la réaction locale après le traitement. Deux ou trois IC seront pratiquées là où le malade indique le départ de la douleur, le lieu précis où elle est au maximum, si le malade peut le préciser l'irradiation terminale de la crise douloureuse. Deux ou trois fois plus de CPC double ou même triple seront pratiqués dans les zones indiquées par le malade. Là encore, il faut comme pour presque tous les traitements où la douleur est en cause, prévenir le malade du rebond possible et probable de la douleur pendant les deux, trois et même quatre jours qui suivent et qui seront souvent suivis d'une amélioration de très longue durée. Il ne faut pas craindre non plus d'avertir que la température peut quelquefois, comme après toute injection vaccinale, se montrer relativement importante pendant une douzaine d'heures mais la douleur si intense des névralgies du trijumeau qui n'est comparable à aucune autre en médecine, fait que ces malades sont prêts à n'importe quel sacrifice pourvu qu'ils obtiennent un résultat. La Mésothérapie le leur donne au moins deux fois sur trois et il est probable que, lorsque les Français auront des "pain-clinics", établissements où l'on ne soigne que les phénomènes douloureux les traitements de la douleur, dont celui-ci est le plus spectaculaire, prendront enfin l'essor qu'ils méritent, car la douleur n'est pas toujours ni même souvent simplement le signal d'alarme d'une autre maladie qu'il faut respecter à tout prix, afin de pouvoir faire le "beau diagnostic".
Les médecins quand ils souffrent eux-mêmes ne pensent plus du tout à "l'étiquette", mais au résultat le plus durable et le plus rapide possible.

Fréquence:

Séance unique qui peut être répétée deux ou trois fois par an, en sachant que la deuxième séance sera moins efficace, même si l'on utilise d'autres mélanges, telles que Procaïne, Pervincamine par exemple.

ŒDEME
(voir gros bras, grosse jambe)

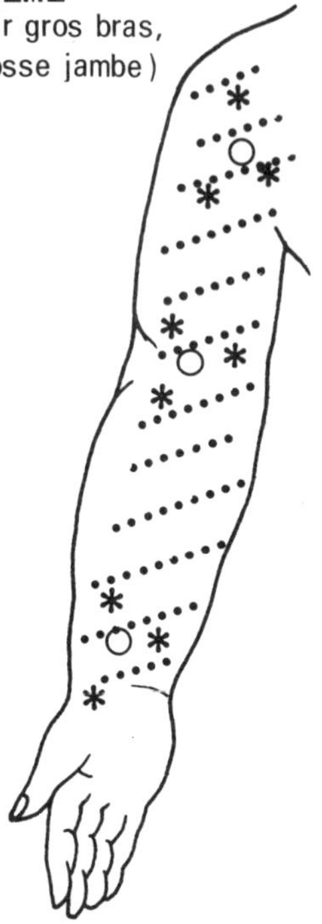

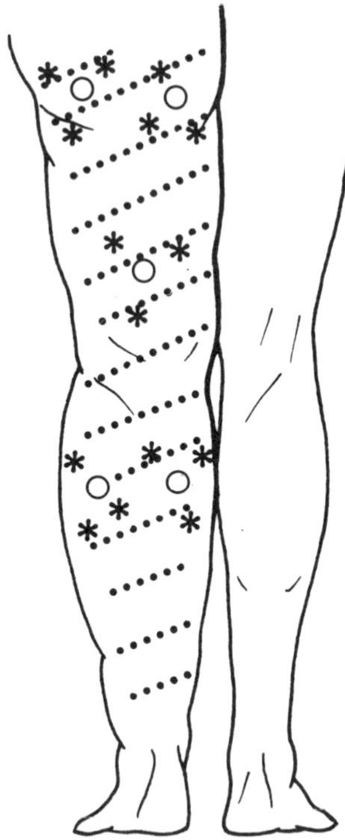

Programmer

1/ ○

2/ *

3/ ....

Ex. de mélange

Procaïne 2%................ 1 ml
Iodo-Gluthional............. 1 ml
Péridil-Héparine........... 1 ml

Observations:

Ce traitement est particulièrement efficace lorsqu'il s'agit d'un œdème "prenant le godet". L'implantation en IC sera précédée par deux ou trois ponctures sans liquide afin de voir si l'œdème suinte spontanément au niveau des micro-injections. Dans ce cas, une vingtaine de trous seront créés par des rafales là où l'œdème est le plus volumineux afin d'assurer la vidange mécanique de ces œdèmes. L'application de sérum salé permettra de retarder la cicatrisation et de prolonger pendant quelques jours ses possibilités de "vidange locale". Il n'y aura qu'une ou deux IC et presque tout le traitement sera réalisé par CPC et surtout rafales car ce que l'on fait sortir ici est plus important que ce que l'on fait rentrer.

Fréquence:

En fonction des résultats et de la demande comme toujours, fréquence la plus rare possible. Deux fois par mois environ.

ONICHOPATHIES

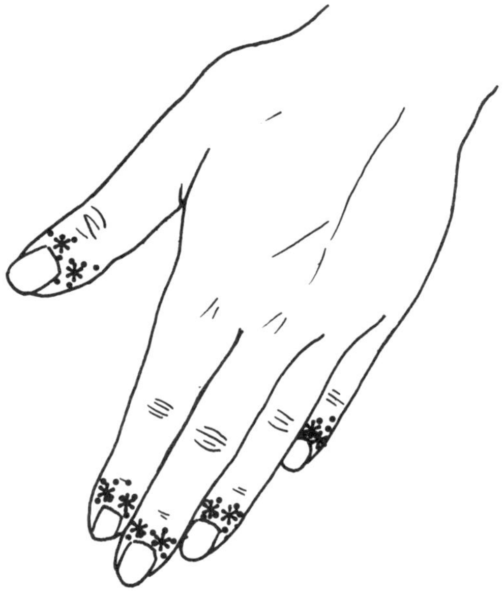

Programmer

1/ *

2/ ....

Ex. de mélange

Procaïne2%............. 2ml
Placenta Lucchini 2ml
Péridil-Héparine....... 2ml

Observations:

Un ou deux CPC seront faits le plus près possible de la base de l'ongle, dont en zone pathologique. Bien souvent chez ces malades qui se plaignent de stries, d'ongles cassants, de déformations de la courbure de l'ongle, etc... l'amélioration se manifeste environ un mois après la première séance de Mésothérapie. Au mélange indiqué, on pourra ajouter bien entendu antibiotiques et vaccins s'il existe un début de panaris sous-onguéal ou une infection locale. Ce traitement est valable également au niveau du pied bien entendu.

Fréquence:

Traitement qui peut être mensuel, les applications de pommade pouvant varier s'il s'agit de perturbations circulatoires ou d'une infection mycosique.

ORCHITE

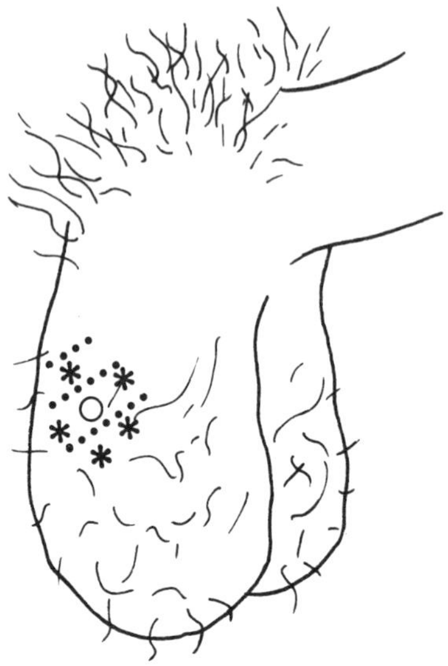

Programmer

1/ ○

2/ ✱

3/ ••••

Ex. de mélange

Procaïne 2%............ 2 ml
Iodo-Gluthional......... 2 ml
Péridil-Héparine....... 2 ml
Gentalline................ 2 ml

Observations:

Une IC sera pratiquée là où la palpation indique le point le plus sensible et aussi là où le malade indique la zone la plus fréquemment douloureuse qui est parfois le même territoire, puis quelques CPC seront pratiqués autour de cette zone. Il y a parfois intérêt à faire précéder l'IC par le CPC qui à lui seul donne parfois et même souvent le résultat.

Fréquence:

Traitement si possible unique.

OTITES

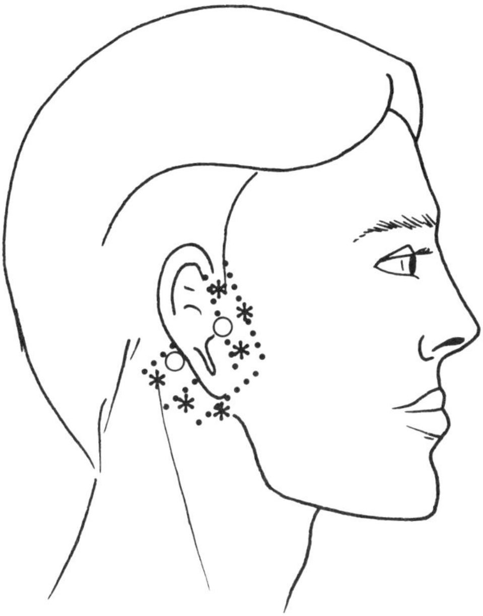

Programmer

1/ ○

2/ ✱

3/ ••••

Ex. de mélange

Procaïne 2%............ 2 ml
Divasta.................. 2 ml
Antibiotique utile 1/4
de la dose normale IM
H_2O..................qsp 5 ml

Observations:

Après avoir fait un certain nombre de CPC dans la région voisine de l'oreille et notamment au-dessous du tragus, on pratiquera deux ou trois IC dans cette zone puis quelques rafales linéaires sur le même secteur.

Fréquence:

En association au traitement classique, une séance unique suffit très souvent à enrayer la douleur et l'infection. Il est à noter que ce traitement préventif chez l'enfant fragile, sujet aux otites l'hiver, est une des rares indications préventives de la Mésothérapie.
Pour les eczémas du conduit, utiliser le même mélange sans l'antibiotique, mais avec le vaccin.

PANARIS

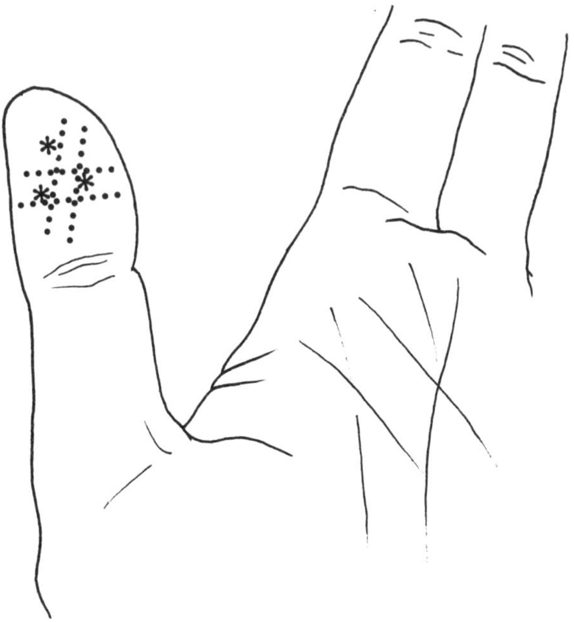

Programmer

1/ *

2/ ••••

Ex. de mélange

Procaïne 2‰............ 1 ml
Nicyl..................... 1 ml
Divasta.................. 1 ml
Antibiotique utile...... 1/ 4
de la dose moyenne IM

Observations:

Une dilacération locale sera faite par rafales puis quelques CPC seront pratiqués dont quelques uns en peau saine après changement d'aiguille. Cette technique est également utilisable pour traiter les abcès, furoncles ou autres infections au début. On utilisera toujours l'antibiotique désigné par la clinique et par l'antibiogramme comme le plus rapidement efficace, le vaccin, lui, déterminera la modification du terrain.

PELADES (voir alopécies)

PERIARTHRITE (scapulo-humérale) ou **TENDINITE DE L'EPAULE**

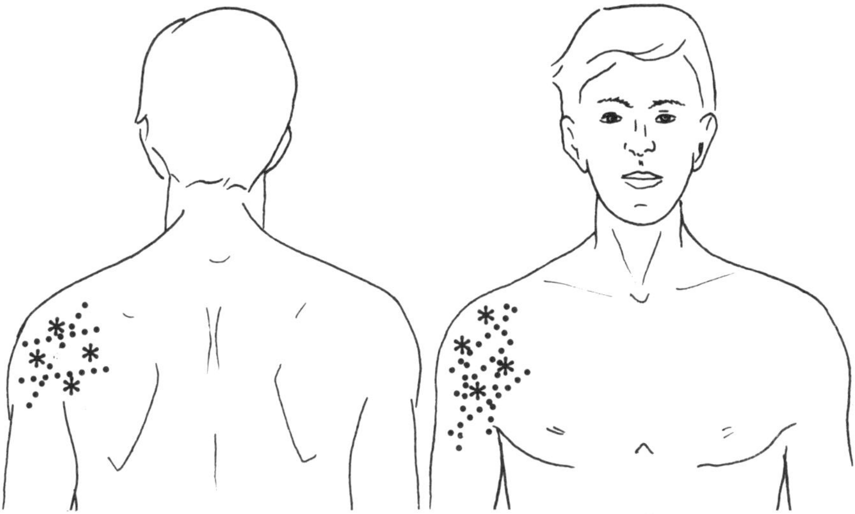

Programmer

1/ *

2/ ••••

Ex. de mélange

1ère séance:
Procaïne 2% .... 2 ml
Iodo-Gluhtional......... 2 ml
Péridil-Héparine........ 2 ml

2ème séance:
Même mélange
additionné de .... 2 ml
de Tétracémate disodique

Observations:

Après avoir fait pratiquer des élévations du bras contre un plan vertical, la performance maximale étant notée, on injectera en CPC les points les plus douloureux de la région scapulo-humérale. Après cette première demi-séance, le malade est placé à nouveau devant le plan dur et le mouvement d'élévation de bras tendu doit montrer une amélioration immédiate de la douleur et de la performance. Dans le cas où cette amélioration est insuffisante, réimplanter le deuxième mélange sur les zones douloureuses en prévenant le malade que le CPC sera un peu plus douloureux que la première fois.

Fréquence:

Comme d'habitude aussi rare que possible ,sauf en cas de récidive brutale de la douleur exacerbée où de simples rafales locales seront efficaces.

Observation bis:

S'il existe une calcification du tendon du sus-épineux, utiliser le mélange du Dr. FELIX: (deuxième mélange indiqué ici).

POLYARTHRITE RHUMATOIDE

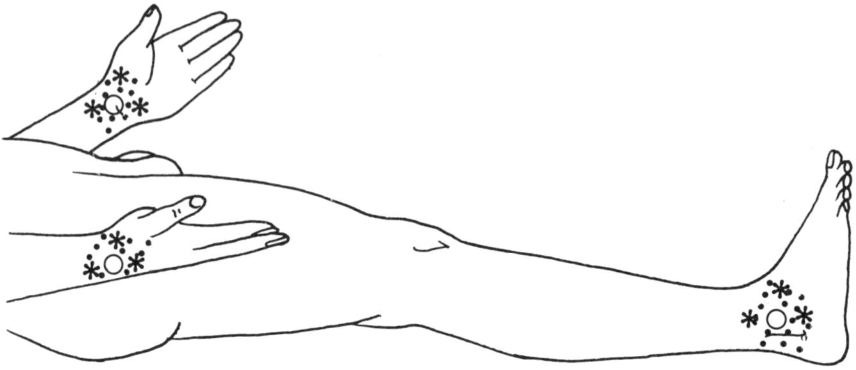

Programmer

1/ O

2/ *

3/ ••••

Ex. de mélange

1er temps:

Procaïne 2‰............ 2 ml
Divasta.................. 2 ml
Péridil-Héparine....... 2 ml

2ème temps:

Même mélange
additionné de .... 1 ml
de Solurutine

Observations:

Des CPC seront pratiqués sur les articulations les plus douloureuses au moment de la séance, les moins atteintes étant traitées par rafales fixes, successives. Les mouvements qu'effectuera le malade aussitôt après ce traitement doivent montrer une amélioration immédiate importante, sinon refaire le même type de traitement avec le mélange n°2. Dans de nombreux cas l'adjonction d'1 ml d'Allochrysine au mélange a semblé favorable. Trois ou quatre CPC bien placés sur la zone douloureuses suffisent en général au niveau des articulations traitées. Une IC peut être faite sur le point plus douloureux.

Fréquence:

Traitement trimestriel environ, parfois plus, parfois moins rare.

PRESBYTIE (récente) (Traitement ophtalmologique général valable pour le larmoiement, conjonctivites).

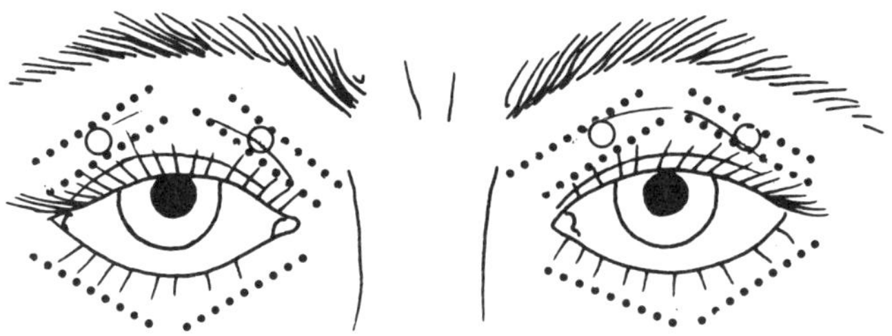

Programmer

1/ O

2/ ••••

Ex. de mélange

Procaïne 2% .... 2 ml
Iodo-Gluthional......... 2 ml
Péridil-Héparine........ 2 ml

Auquel on ajoutera lors d'une 2ème séance ultérieure 1 ml d'Extrait Placentaire

Observations:

La proximité de l'œil doit être absolument évitée quand on utilise l'injecteur électronique. Les indications ophtalmologiques ne peuvent être traitées au plus près qu'au niveau des poils du sourcil, l'appareil étant placé d'une façon telle qu'en aucun cas la pointe de l'aiguille ne peut aller à l'intérieur de l'orbite. Un pli cutané doit être formé au niveau du sourcil par l'opérateur avec sa main gauche, la main droite donnant à l'aiguille une forte obliquité par rapport à la région que l'on pique et une direction aboutissant en dehors de l'orbite. Pour ce type de traitement il est préférable d'utiliser la technique manuelle qui permet l'injection sous palpebrale.Lors de la première séance, faire pratiquer la lecture du "Parinaud" avant et après le traitement, l'amélioration immédiate, comme pour l'astigmatisme est particulièrement visible. Faire observer au malade qu'il peut après le traitement supporter le cinéma ou la TV sans avoir les troubles habituels, ce qui est une bonne démonstration de l'efficacité du traitement (astigmatisme en particulier). Il est ainsi possible de retarder de plusieurs années le port des lunettes chez les presbytes, mais il faut prévenir le malade que son amélioration ne sera durable qu'après plusieurs séances et que sa vue sera un peu moins bonne qu'après correction optique.

Fréquence:

Première année: trimestrielle, puis une fois ou deux par an.

Observation bis:

Le CPC et la rafale ne feraient qu'augmenter les dangers. Une seule IC dans le sourcil sera pratiquée.

Tout se passe comme si l'habitude des verres correcteurs créait le besoin de ceux-ci, diminuant les performances des muscles de l'accomodation.

PROSTATISME ET TRAITEMENT SYMPTOMATIQUE DES DYSURIES

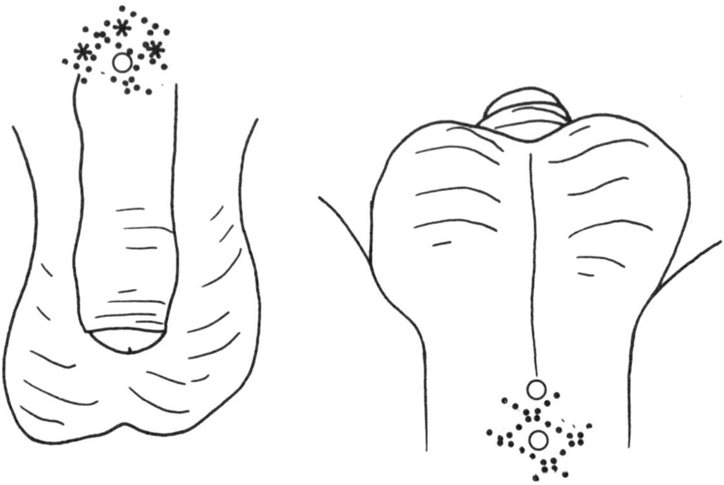

Programmer

1/ O

2/ *

3/ ••••

Ex. de mélange

Procaïne 1%............	2 ml
Iodo-Gluthional.........	1 ml
Neuriplège..............	1 ml
Divasta..................	1/4 à 1/2 ml

Observations:

Deux IC seront pratiquées en projection des corps caverneux sur l'urètre postérieure et deux ou trois sur l'urètre antérieure, puis une IC sera pratiquée à la racine de la verge ainsi que plusieurs CPC dans la zone correspondant à la région sus-pubienne.

Fréquence:

Tous les six mois environ.
Après ce traitement, le "vieil urinaire" signale souvent que ses mictions sont moins fréquentes et moins pénibles.

PRURIT ET PRURIGO

Programmer

1/ *

2/ ••••

Ex. de mélange

Procaïne 1%............	2 ml
Divasta..................	1 ml
Solurutine...............	3 ml

Observations :

Pratiquer surtout rafales mobiles, et de temps à autres fixes, rafales qui ne doivent pas faire saigner.

PSORIASIS

Programmer

1/ *

2/ ••••

Ex. de mélange

Procaïne 2%............	2 ml
Divasta..................	1 ml
Iodo-Gluthional.........	1 ml

Observations:

Ce traitement parfois décevant est quelquefois spectaculaire. Il faut pratiquer les CPC au nombre de quatre ou cinq sur les plaques les plus importantes, parfois même plus, et terminer la séance par des rafales après lesquelles le traitement classique par pommade va devenir beaucoup plus efficace pendant un ou deux jours après ce micro-labourage modificateur du terrain.

Fréquence:

Tous les trois mois.

PYODERMITE A STAPHYLOCOQUE OU A STREPTOCOQUE

Le traitement de l'acné par les micro-vaccinations métariques et l'association Procaïne-Divasta est souvent efficace.

RAYNAUD (Syndrome de ...)
(voir acroparesthésies et angelures)

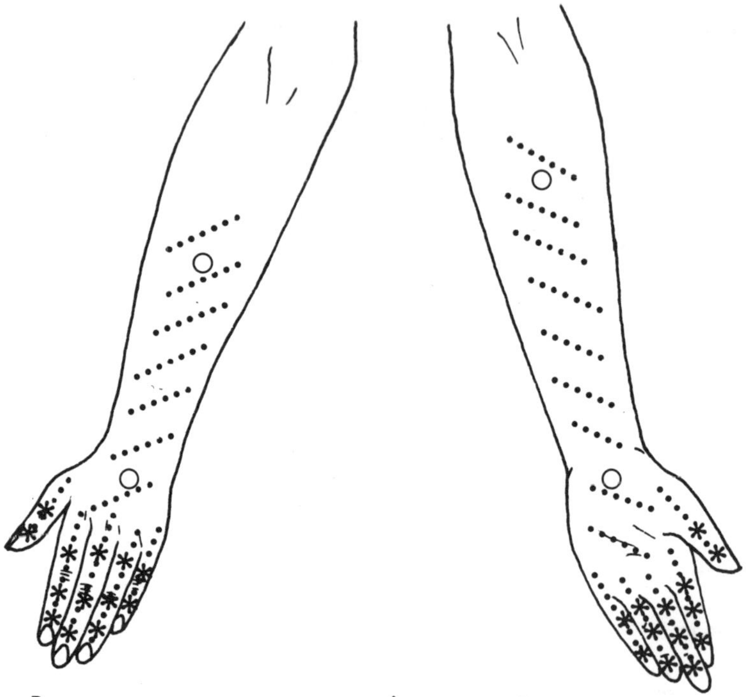

Programmer

1/ O

2/ *

3/ ••••

Ex. de mélange

Procaïne 2%............ 2 ml
Péridil-Héparine....... 1 ml
Solurutine............... 1 ml

Observations:

Une IC sera pratiquée sur l'avant-bras et sur le poignet, face dorsale comme face palmaire, puis des CPC au nombre de deux ou trois par doigt seront pratiqués en piquant sur les doigts assez obliquement pour que l'aiguille n'aille pas frapper l'os. Une pommade sera appliquée après les rafales, qui pourra être révulsive.

Fréquence:

Tous les deux mois environ.

RECTOCOLITE HEMORRAGIQUE

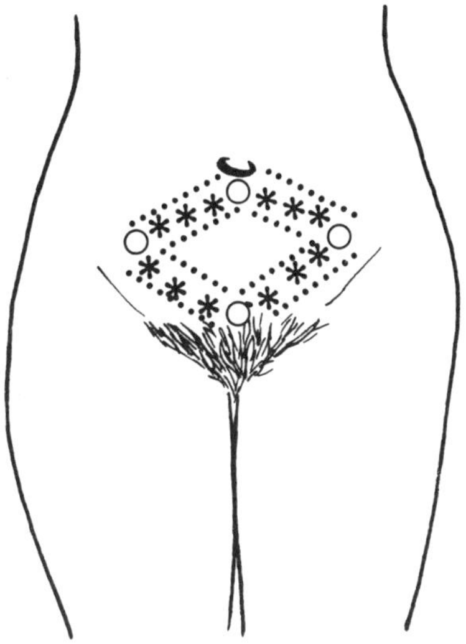

Programmer	**Ex. de mélange**
1/ ○	Procaïne 2%............. 2 ml
2/ *	Péridil-Héparine........ 2 ml
3/	Iodo-Gluthional
	Vit. B1.................. 2 ml

Observations:

Essayer de supprimer les lavements aux corticoïdes.
A ce mélange, on ajoutera de temps à autre 1/2 ml de Divasta. IC nord, sud, est, ouest par rapport à l'ombilic. CPC et rafales sur tout l'abdomen.
Ne pas s'inquiéter de la légère rechute hémorragique après chaque séance.
Si l'amélioration n'est pas nette, reprendre le traitement classique après deux séances.
Alterner ces deux sortes de traitements est souvent efficace.

Fréquence:

Une fois par mois.

RELAXATION (Traitement souvent associé au traitement de l'insomnie)

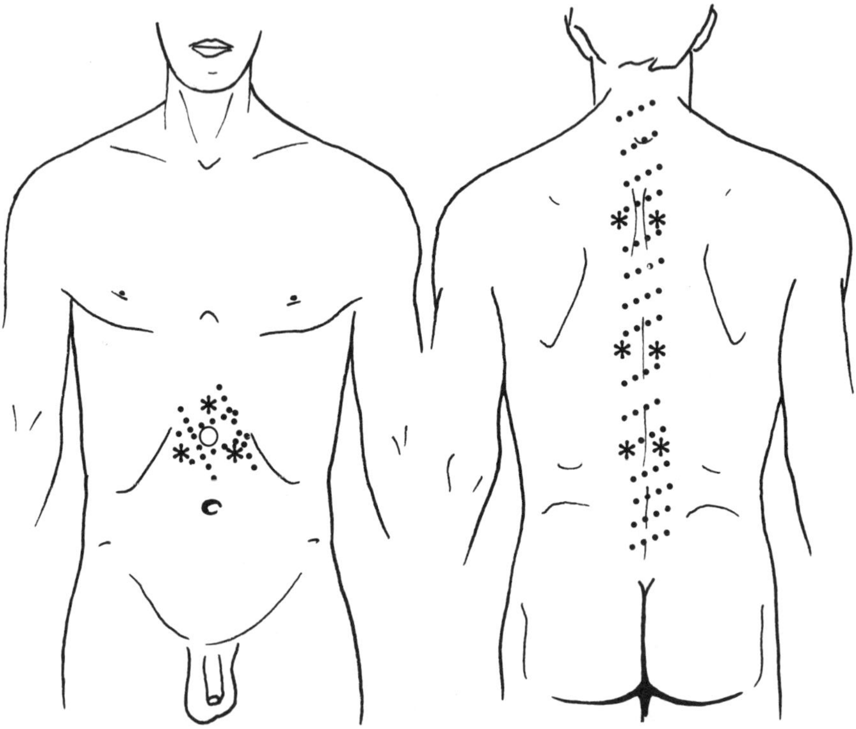

Programmer

1/ ○

2/ ✱

3/ ....

Ex. de mélange

Procaïne 2% .... 2 ml
Neuriplège................ 1 ml
Eau de mer
(Plasma de Quinton). 1 ml

Observations:

L'injection continue sera pratiquée au nombre de deux ou trois sur la zone de l'épigastre correspondant au plexus solaire, sur cette zone seront également faits des CPC et des rafales. Les rafales seront pratiquées de la colonne cervicale au bas de la colonne lombaire.

Fréquence:

Tous les deux ou trois mois.

RHINITE

(Traitement efficace tant pour les rhino-pharyngites de l'enfant que pour les rhumes des foins d'adultes mais il vaut mieux que ce traitement soit pratiqué pendant la phase aiguë de la maladie lorsqu'il y a écoulement nasal et larmoiement oculaire).

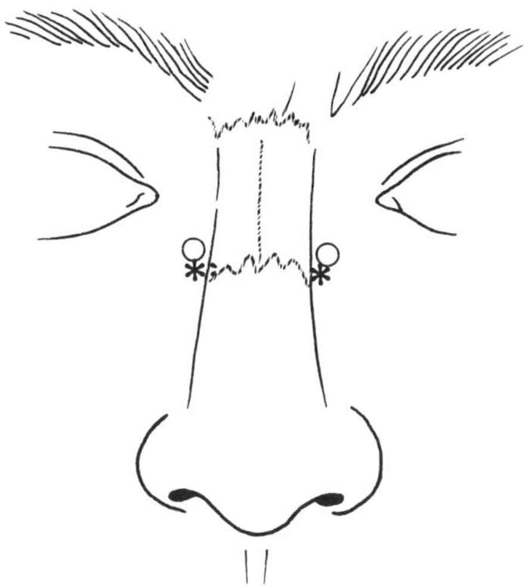

Programmer

1/ O pour l'adulte

* pour l'enfant

Ex. de mélange

Procaïne 2%............2 ml
Divasta..................1 ml

Observations:

Pour chaque adulte, faire une IC de part et d'autre des os propres du nez, chez l'enfant, de 1 an à 10 ans, faire simplement un CPC avec le même mélange en prenant soin de diriger l'aiguille vers la partie basse du nez, de façon à ne jamais risquer de blesser l'œil. Il est recommandé à ceux qui n'ont pas une grande habitude, de pratiquer plutôt sur ces localisations particulières la Mésothérapie manuelle.

Fréquence:

Une ou deux séances par an sont généralement suffisantes, parfois une séance est efficace pendant deux ans.

RHIZARTHROSE

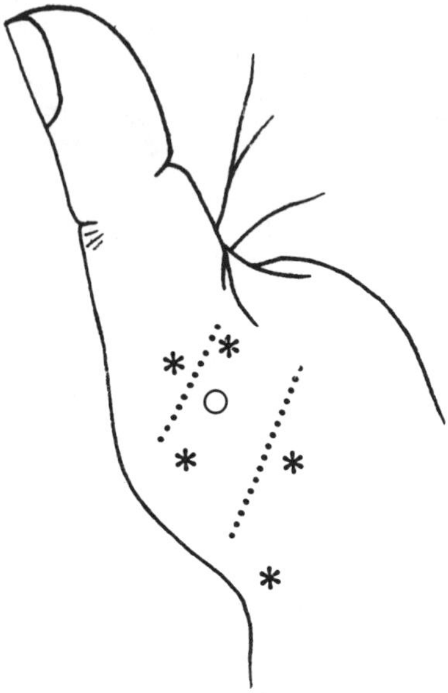

Programmer

1/ O

2/ *

3/ ••••

Ex. de mélange

Procaïne 1%.............3 ml
Iodo-Gluthional.........3 ml
Profénid................ 1 flac. sec
(une fois sur deux)
Péridil-Héparine....... 2 ml

Observations:

L'IC de 3 secondes sera faite sur le point le plus douloureux. Deux ou trois CPC seront utiles ainsi qu'une ou deux rafales sur la zone traitée.

Fréquence:

Tous les deux ou trois mois environ.
Ne pas oublier de faire remuer le malade avant et après le traitement, quitte à faire une ou deux CPC de plus si le résultat immédiat n'est pas obtenu.

RIDES ET RIDULES

(Le traitement des cicatrices est assez semblable)

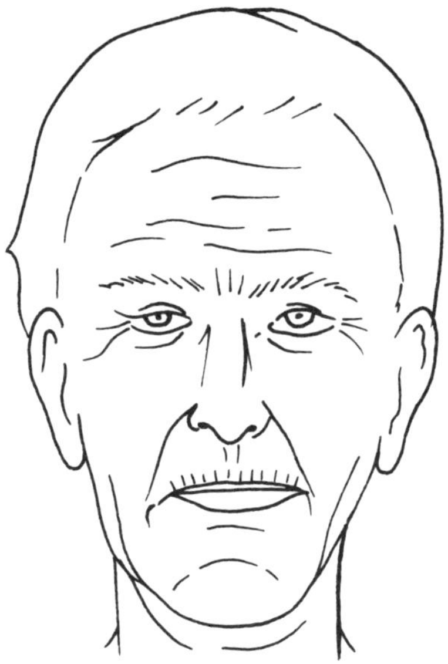

Programmer

1/ ○

2/ ✱

3/ ....

Ex. de mélange

Procaïne 2%............	2 ml
Péridil-Héparine........	1 ml
Placenta Lucchini	1 ml
Eau de mer..............	1 ml

Observations:

Deux traitements sont possibles.
Les petites rides superficielles seront traitées par des rafales fixes et mobiles en utilisant le mélange indiqué et quelques CPC.
Pour des rides plus profondes, ajouter 2 ml de Neuriplège au mélange précédent et procéder par des CPC avec de temps à autre une IC.
Ces techniques sont, bien entendu, appliquées dans le sillon de la ride et donnent des résultats extrêmement variables et jamais très durables. Le saignement doit être rare.

Fréquence:

Tous les deux ou trois mois.

SALPINGITES (Micro-vaccination locale au Divasta, Procaïne + traitements des dysménorrhées)

SCIATIQUES (voir névralgies sciatiques) **ET LOMBO-SCIATIQUES**

SINUSITE (Il s'agit souvent de céphalées ainsi baptisées par le malade).

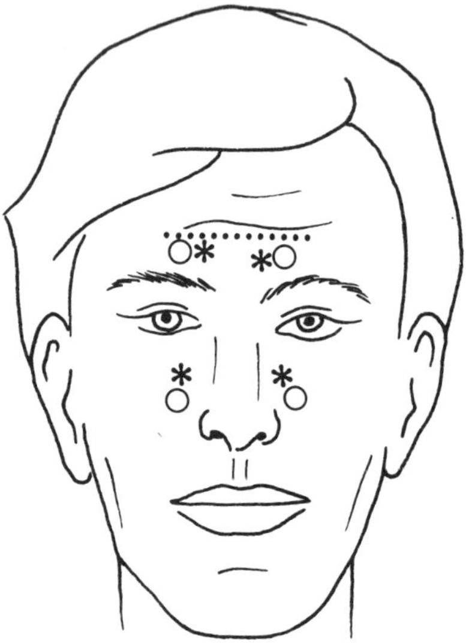

Programmer

1/ O

2/ ✱

3/ ....

Ex. de mélange

Procaïne 2%............ 2 ml
Divasta.................. 2 ml
Ducton................... 2 ml

+ antibiotique utile si un et état infectieux est en cours.

Observations:

Après avoir pincé la peau du front au-dessus du sourcil, on piquera en IC dans cette région à droite et à gauche, puis un CPC sera pratiqué de part et d'autre des os propres du nez. Lors de toute injection électronique dans la face, la main gauche de l'opérateur doit recouvrir les yeux et l'aiguille doit être dirigée vers la bouche et piquer obliquement par rapport à la peau. Une seule rafale frontale est utile. L'aiguille tenue à distance au début de la rafale sera progressivement approchée.

Associée au traitement classique, cette Mésothérapie est efficace aussi quand il s'agit d'une sinusite vraie.

Fréquence:

En général chaque hiver, mais les rafales peuvent être plus fréquentes.

SPASMOPHILIE

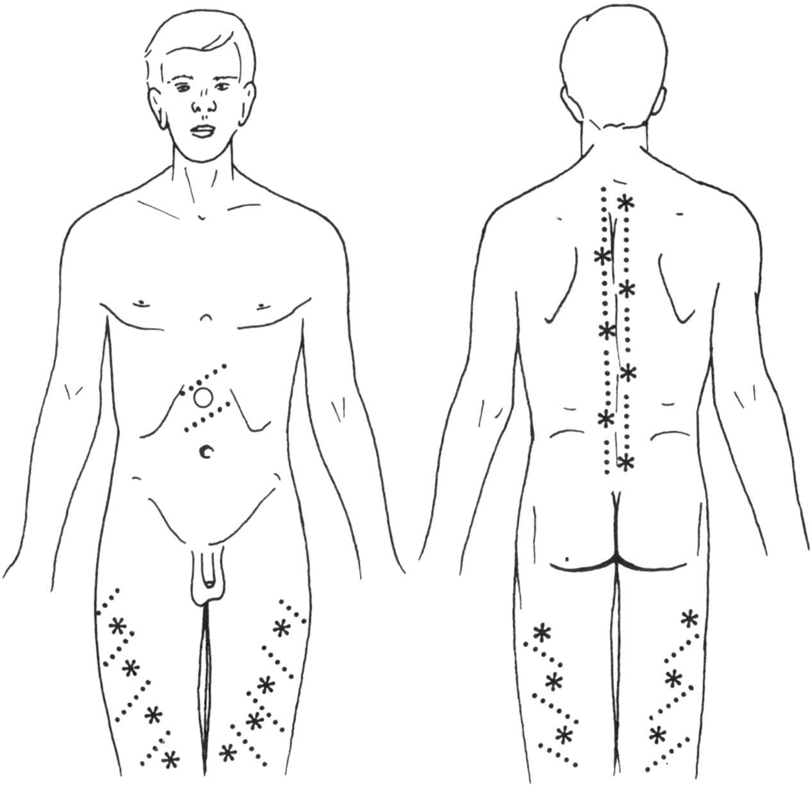

Programmer

1/ ○

2/ *

3/ ....

Ex. de mélange

Procaïne 2%............ 2 ml
Iodo-Gluthional......... 2 ml
Calcitar 10,.............. 1 flacon sec

Observations:

Utiliser la moitié de la seringue en faisant une injection continue sur l'épigastre, et une quinzaine de CPC répartis:
a) sur les quadriceps
b) le long de la colonne vertébrale.
En réalité 3 ml pourront être utilisés, car en CPC le liquide perdu dès que l'aiguille sort de la peau est assez abondant.

Fréquence:

Chaque mois.

STOMATITE (voir aphte)

STRABISMES (Non congénitaux)

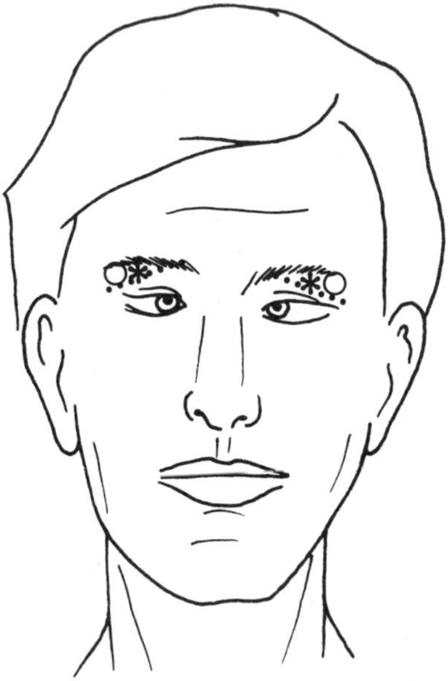

Programmer

1/ O

2/ *

3/ ....

Ex. de mélange

Procaïne 2%,............ 2 ml
Iodo-Gluthional......... 2 ml
Neuriplège.............. 2 ml

Observations:

Dans ce cas très particulier, la Mésothérapie manuelle me semble préférable. Après avoir plissé le sourcil, piquer dans le pli cutané en ayant soin de diriger l'aiguille hors de l'orbite. Mais, répétons-le ce traitement est plus facile à effectuer avec la main et il n'est dans ce cas pas plus douloureux pour le malade quand la piqûre est bien faite. (Voir Abrégé de Mésothérapie)

SYNDROME DU CANAL CARPIEN

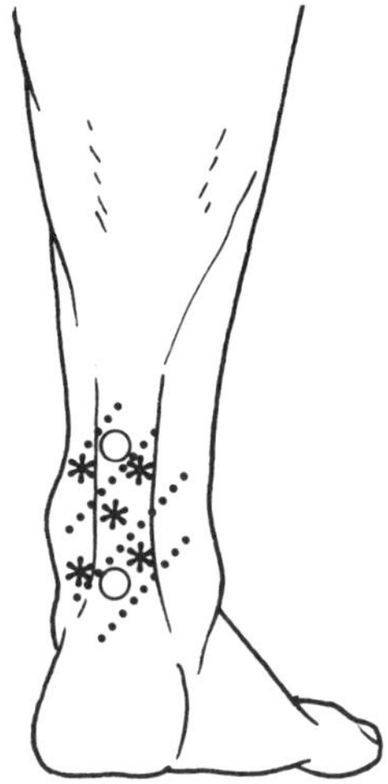

Programmer

1/ ○

2/ ✱

3/ ....

Ex. de mélange

Procaïne 2%............. 2 ml
Iodo-Gluthional......... 2 ml
Péridil-Héparine........ 2 ml

Observations:

L'injection continue est pratiquée seulement en deuxième intention, il faut lors de la première séance, tenter d'obtenir le résultat uniquement avec les CPC. La séance sera faite en deux temps: le premier où l'on pratiquera les CPC avec le mélange qui vient d'être indiqué, puis après cinq minutes de marche, si la douleur persiste, de nouvelles injections CPC seront pratiquées avec le même mélange, légèrement acidifié par l'adjonction d'1 ml de Tétracémate. Les CPC sont un peu plus douloureux, mais deviennent souvent efficaces s'ils ont échoué la première fois.

Fréquence:

Une séance tous les deux ou trois mois selon la demande.

TABAGISME

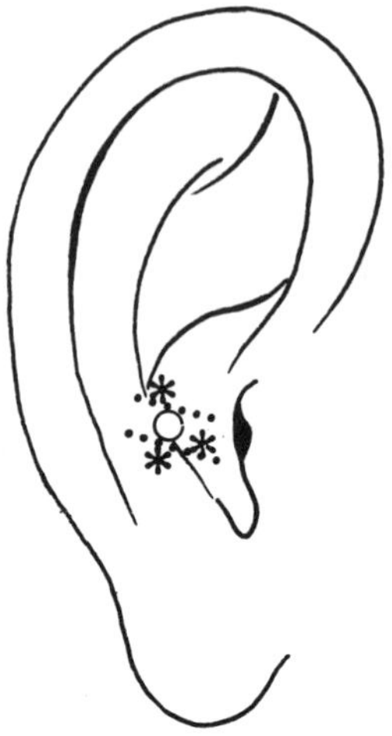

Programmer

1/ O

2/ *

3/ ....

Ex. de mélange

Procaïne 2%............ 2 ml
Divasta.................. 2 ml

Observations:

Personnellement, j'ai toujours soutenu qu'il s'agissait là de Psychothérapie plus que de Mésothérapie et j'ai longuement hésité avant de faire figurer cette page dans ce livre. Je la fais pour la raison suivante: de nombreuses personnes ayant reçu ce traitement ont arrêté de fumer, probablement comme elles l'auraient fait avec d'autres techniques.
La micro-injection continue doit être suffisamment importante pour qu'une réaction vaccinale se fasse sentir le lendemain et le surlendemain comme presque toujours avec le Divasta et c'est bien souvent cette réaction locale qui préoccupe le patient et ne lui enlève que provisoirement l'envie de fumer.
Quoiqu'il en soit le résultat justifie ce traitement.

Fréquence:

Séance unique avec contact téléphonique demandé deux mois après et rarement obtenu. Deuxième séance facultative, rarement efficace.

TACHYCARDIES
TACHY-ARYTHMIES (voir séquelles d'infarctus et traitement des douleurs précordiales)

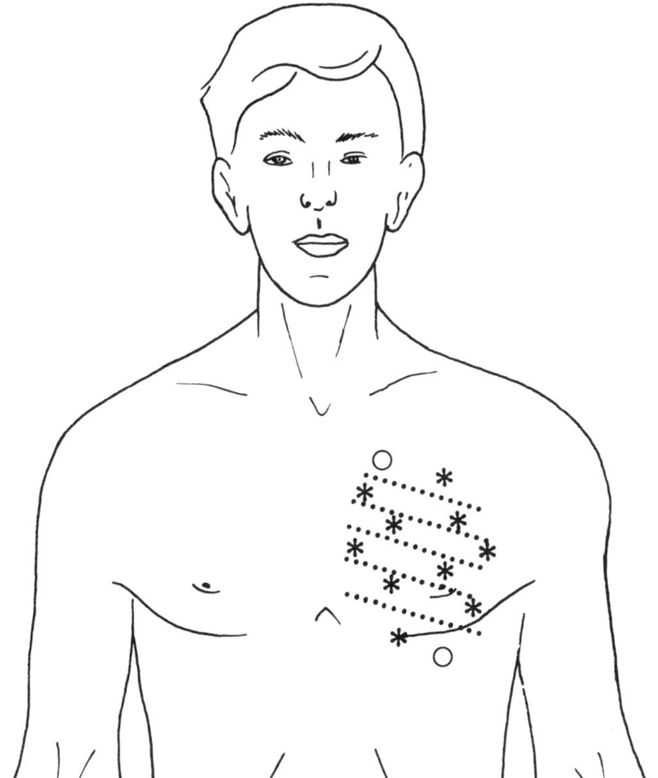

Programmer

1/ ○

2/ ✱

3/ ....

Ex. de mélange

Procaïne 2% .... 1 ml
Iodo-Gluthional......... 1 ml
Neuriplège.............. 1 ml
Praxilène............... 1 ml

Observations:

L'IC sera faite sur la base et sur la pointe du cœur, une dizaine de CPC et trois ou quatre rafales seront pratiqués sur la zone comprise entre les deux injections continues.

Fréquence:

Environ trois fois par an.

TALALGIE

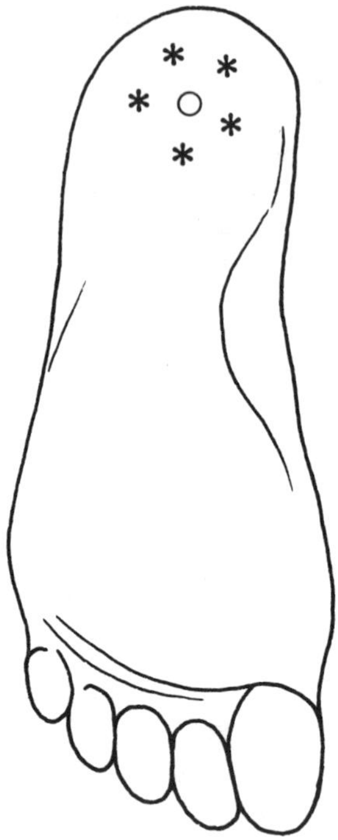

Programmer

1/ ✱

2/ O parfois

Ex. de mélange

Procaïne 2%............. 2 ml
Iodo-Gluthional......... 2 ml
Péridil-Héparine........ 2 ml

Observations:

Lors d'un premier traitement, les injections CPC les moins douloureuses seront seules pratiquées en ayant bien soin de toujours envoyer à vide quelques CPC sur un kleenex afin de vérifier que la peau très épaisse du talon n'a pas obturé l'aiguille.
Une semaine après ce premier traitement, on demande au malade, s'il souffre encore, de revenir et l'on pratiquera une IC unique suivie de quelques CPC après avoir modifié légèrement le mélange en lui adjoignant une demi-ampoule de Divasta. Là comme ailleurs, quelques gouttes du mélange indiqué, seront seulement utilisées pour le traitement.

Fréquence:

Tous les deux mois si nécessaire.

TENDINITES, PERITENDINITE, SYNOVITES, BURSITES

TENDINITE DE L'EPAULE (voir péri-arthrite scapulo-humérale)

TENNIS ELBOW (voir épicondylite)

TICS NERVEUX DU VISAGE

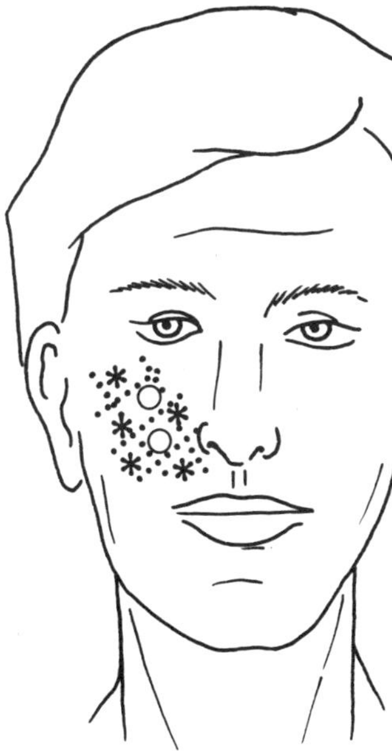

Programmer

1/ O

2/ *

3/ ....

Ex. de mélange

Procaïne 2%.................	2 ml
Neuriplège...................	2 ml
Pervincamine...............	1 ml

Observations:

Les IC au nombre d'une ou deux seront faites sur la partie la plus mobile du visage et seront entourées de quelques CPC et rafales. L'application de Neuriplège pommade est ici particulièrement indiquée après la séance.

Fréquence:

Trimestrielle.

TORTICOLIS

(Le même traitement est efficace contre la plupart des cervicalgies, notamment contre l'arthrose cervicale).

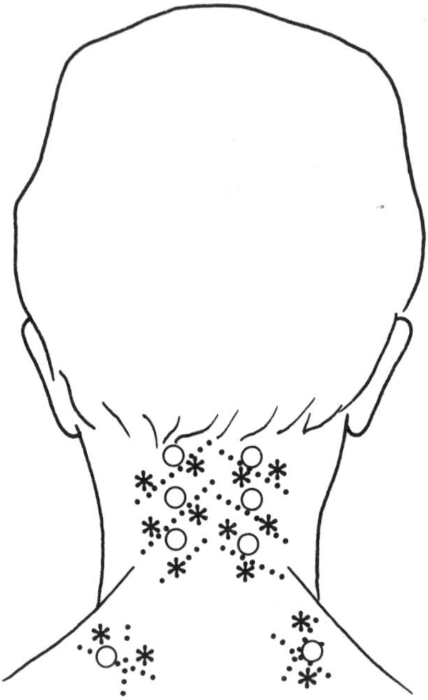

Programmer

1/ O

2/ *

3/ ....

Ex. de mélange

Procaïne 2%................ 1 ml
Iodo-Gluthional............ 1 ml
Neuriplège................. 1 ml
Praxilène 40............... 1 ml

Observations:

Trois ou quatre IC seront pratiquées de part et d'autre de l'axe cérébro-spinal selon le schéma, puis au niveau des trapèzes, les CPC et rafales étant comme d'habitude effectués sur la même zone.

Fréquence:

Une séance unique suffit souvent.

ULCERE VARIQUEUX

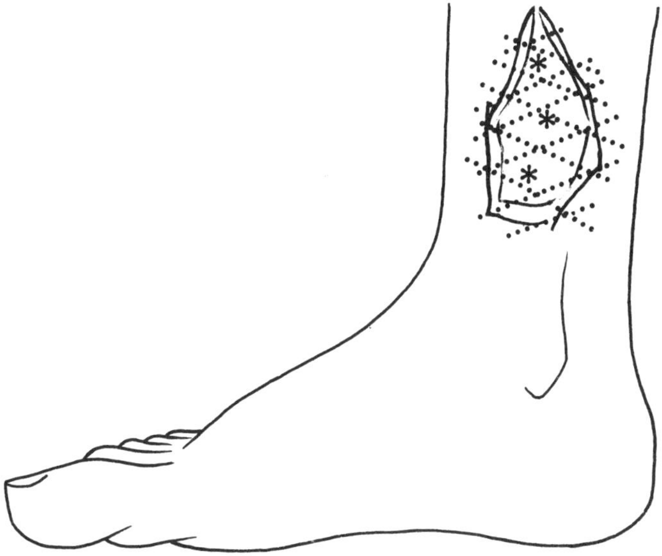

Programmer

1/ *

2/ ....

Ex. de mélange

Procaïne 2%................	1 ml
Divasta......................	1 ml
Praxilène...................	1 ml
Persantine 40	2 ml

Observations:

Une partie du traitement sera effectuée en dehors de l'ulcère et une autre dans l'ulcère lui-même.
Dans l'ulcère très douloureux, il convient de n'utiliser que de très prudentes et lointaines rafales que l'on rapprochera petit à petit jusqu'à provoquer un saignement local, car c'est à partir de ces microplaies que pourra se reconstituer un tissu plus normal après bourgeonnement. Autour de la plaie, on ajoutera au mélange précédent 1 ml de Placenta Lucchini, le Divasta, lui, étant réservé au premier traitement de rafale dans l'ulcère lui-même.

Fréquence:

Toutes les trois semaines environ, avec pansements rares associés au traitement classique sous bande élastique.

UREMIE (voir azotémie)

URTICAIRE

Disséminer sur l'ensemble du corps une douzaine de CPC avec le mélange suivant: Procaïne 1%............1 ml
Polaramine..............1 ml

Les CPC pourront être faits exceptionnellement avec une seringue de 3 ml.

VARICOSITES(petites et superficielles) **TELEANGIECTASIES**

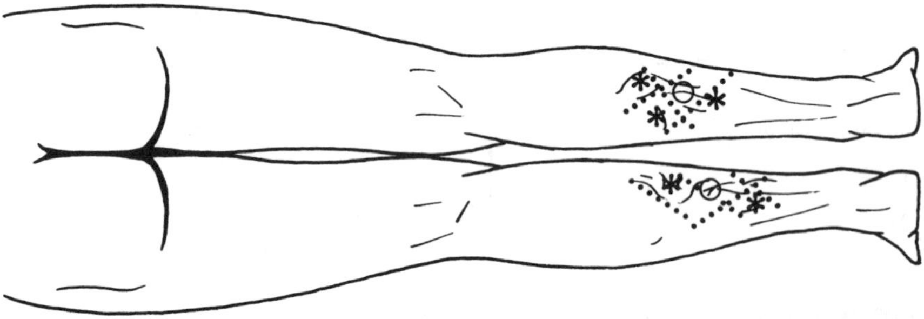

Observations:

1/ O

2/ *

3/ ....

Ex. de mélange

Procaïne 2% .... 2 ml
Neuriplège.................. 2 ml
Praxilène 40 .... 1 ml

Observations:

L'appareil étant maintenu obliquement par rapport à la peau, une IC est pratiquée là où la varicosité est la plus visible, l'aiguille étant progressivement retirée sans que l'index de la main droite cesse d'appuyer sur le déclenchement de l'IC. De cette façon, une partie du liquide sera sous-cutanée et une autre intra-dermique. Des CPC et des rafales qui seront fixes seront pratiqués là où les varicosités sont moins apparentes.

VERGETURES

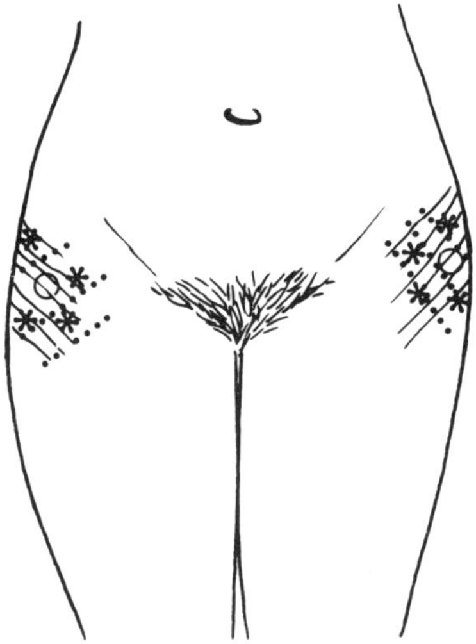

Programmer	Ex. de mélange	
1/ O	Procaïne 2%................	1 ml
2/ ✱	Nicyl..........................	1 ml
3/	Placenta Lucchini........	1 ml
	Solurutine...................	1 ml

Observations:

Si les vergetures sont peu nombreuses, deux ou trois IC pourront être pratiquées à leur niveau, en faisant alterner sous-cutanées et intradermiques. Si elles sont très nombreuses, et très étendues, on se contentera de très nombreux CPC suivis de rafales fixes et mobiles.

Fréquence:

Toutes les deux ou trois semaines, mais s'il n'y a pas d'efficacité dès les deux premières séances, il faut suspendre ce traitement car il n'est pas très souvent efficace, contrairement à la plupart de ceux qui sont décrits dans ce livre.

VERRUE PLANTAIRE

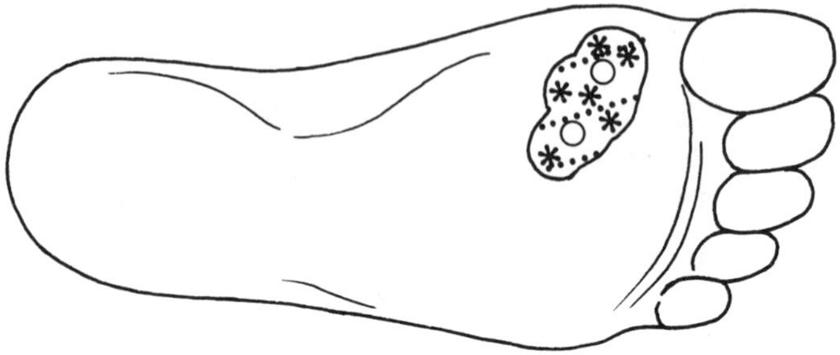

Programmer

1/ O

2/ *

3/ ....

Ex. de mélange

Procaïne 2%................	2 ml
Neuriplège..................	1 ml
Eau de mer (plasma de Quinton)..............	2 ml

Observations:

Ce traitement pourra être précédé par une ou deux IC de Xylocaïne à 1% pure, dans un but anesthésique et aussi thérapeutique, puis une ou deux IC du mélange précité pourront être utilisées avec succès. L'épaisseur en profondeur de la peau rend les CPC et rafales peu efficaces. Il semble que le traitement par IC agisse par dilacération sous anesthésie des tissus, c'est un des rares cas où la boule d'œdème de l'injection semble utile. Les autres verrues peuvent également être traitées par Mésothérapie, mais il semble bien qu'il s'agisse là d'une psychothérapie.

Fréquence:

Tous les deux mois environ, mais il faut interrompre le traitement si dès la deuxième séance un résultat positif n'est pas obtenu.

VERTIGES

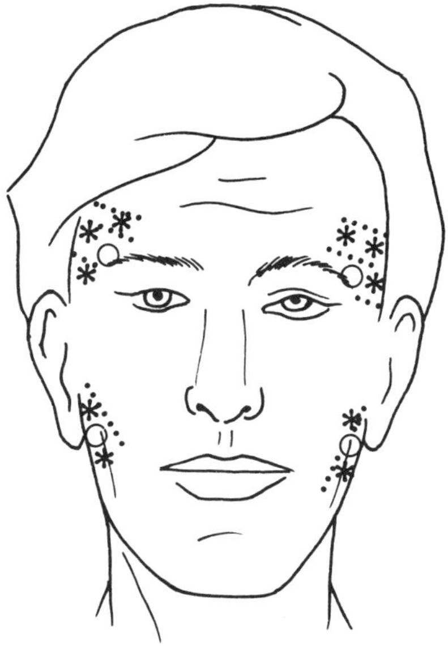

Programmer

1/ O

2/ *

3/ ....

Ex. de mélange

Procaïne 2%.............. 2 ml
Iodo-Gluthional........... 2 ml
Praxilène 40.............. 1 ml

Observations:

Une IC sera pratiquée au niveau de la peau des sourcils ainsi que dans la région située directement sous l'oreille à gauche comme à droite, puis des CPC et rafales seront répartis sur ces régions. Les IC seront prolongées pendant environ quatre ou cinq secondes alors que dans la plupart des IC normales, l'opérateur doit au début compter mentalement jusqu'à trois.

Fréquence:

Tous les trois mois au plus.

VIEILLISSEMENT (traitement général du ...)

Voir hémiplégie, Insomnie, asthénie générale et asthénie génitale.

ZONA (ici intercostal) et algies post-zostériennes.

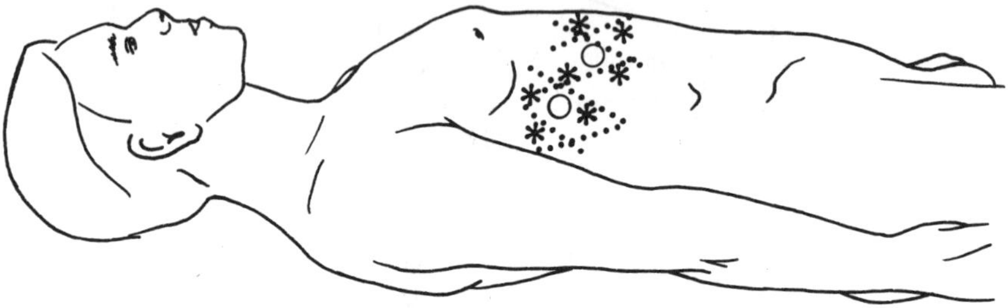

Programmer	**Ex. de mélange**	
1/ ○	Procaïne 2%..............	1 ml
2/ *	Divasta.....................	1 ml
3/	Hydroxo-5000..............	2 ml
	Neuriplège.................	1 ml

Observations:

En période aigüe, trois IC seront pratiquées, là où les lésions sont les plus visibles. Elles seront suivies de nombreux CPC et rafales dans la zone intercostale désignée avec précision par le malade et qui aura été dessinée en pointillés au feutre comme on doit souvent le faire en Mésothérapie pour traiter des points douloureux avec précision.
La thérapeutique classique extrêmement démunie dans ce type d'indication voit souvent triompher notre traitement simple et logique.
Les douleurs post-zostériennes sont contrôlées par une Mésothérapie bien faite dans 50% des cas.

MICRO-VACCINATIONS (M.V.L.)

Décrites dès 1962, elle comportent parfois quelques réactions locales (douleur, œdème) et générales (fièvre pendant 24 h), lorsque les doses injectées sont importantes (IC nombreuses). C'est pependant une des interventions les plus efficaces du mésothérapeute, tant dans le domaine des allergies que dans le domaine des infections et même à l'occasion de la lutte contre des douleurs tout à fait rebelles (névralgies du trijumeau, névralgies faciales):

Ces micro-vaccinations représentent l'indication n°1 de la mésothérapie en pédiatrie car une seule micro-vaccination sur la gorge d'un enfant fragile ou deux ou trois CPC sur le thorax d'un enfant asthmatique suffisent bien souvent à provoquer une amélioration considérable et extrêmement durable de ces ennuis. C'est une des rares indications où l'action préventive de la mésothérapie est mise en évidence, mais il s'agit bien entendu d'une action préventive des vaccins.

Leur principe:

Mélanger Procaïne et vaccin dans une IC faite localement au plus près de la zone pathologique.

Matériel:

Injecteur électronique, seringue de 10 ml tenue verticalement pour que l'air pousse la goutte de liquide vers le bas.

Mélange:

En général, Procaïne 1%: 2 ml.
Divasta: une ampoule.

Ce mélange pouvant servir à la micro-vaccination d'une bonne dizaine d'enfants, l'aiguille seule étant à changer.

Indications:

Répétons-le, ce traitement est pour l'enfant fragile, qui, chaque hiver, souffre de rhino-pharyngites, de bronchites, de crises d'asthme, de rhumes des foins, etc... et qui manque l'école pendant un grand nombre de jours et parfois même des semaines chaque annnée, en hiver.

Fréquence:

Dans la plupart des cas, une seule séance pratiquée en automne évite plus de 50% des cas évictions scoalires dans l'année qui suit.

Ces résultats assez incroyables mériteraient d'être vérifiés par des statistiques à grande échelle, qui seront pratiquées un jour dans les grands hôpitaux d'enfants. Tous les ans en automne.

Parfois l'immunité acquise par ce type de traitement peut durer deux ans, parfois même plus.

US ET COUTUMES DU PRATICIEN MESOTHERAPEUTE

Ne jamais oublier de prévenir un malade du rebond possible et même probable de la douleur pendant trois ou quatre jours, parfois plus. En début de séance, chaque fois que cela est possible (sciatique, tendinite de l'épaule, tennis Elbow, etc...) faire pratiquer par le malade les mouvements douloureux, puis recommencer après.
Médecin et malade prennent ainsi conscience du résultat immédiat.

L'ensemble des traitements de cet abrégé montre dans presque tous les cas un volume d'injection beaucoup moins important que celui qui était indiqué dans l'Abrégé de Mésothérapie du Praticien (Mésothérapie manuelle). Il semble que quelques gouttes suffisent à condition que, non seulement elles soient bien placées dans le temps et dans l'espace, mais aussi à condition que leur concentration soit suffisante pour que la stimulation locale soit très positive. En bref, dans la Mésothérapie actuelle: volume injecté moindre, concentration plus forte.

Il faudra bien sûr un plus grand recul pour que cette impression de début devienne, au moyen de statistiques, une notion prouvée.
Dans la pratique de l'IC dès que l'aiguille est implantée sous la peau, l'opérateur, sauf indication particulière, comptera jusqu'à trois, à la cadence de un par seconde environ. Toutes les IC de ce manuel sont indiquées en fonction de cette durée d'injection. (Sauf mention particulière comme page 99, vertiges).
Dans ce manuel, lorsqu'une fréquence est indiquée de la façon suivante: "fréquence trimestrielle", cela veut dire que personnellement je pense qu'il vaut mieux ne pas répéter trop souvent ce traitement pour éviter l'accoutumance bien difficile à contourner. Il peut advenir qu'au bout de trois mois, le malade ne présente plus les symptômes qui l'avaient amené à consulter, et je lui recommande de ne revenir qu'en cas de récidive durable de ce symptôme, car bien souvent après deux journées, les choses s'arrangent d'elles-mêmes et la séance de Mésothérapie peut être remise à une date ultérieure.
Ne pas oublier dans la plupart des cas où l'on veut traiter une douleur et des irradiations, de faire préciser les localisations par le malade, au moyen d'un seul doigt, le praticien ayant toujours à portée de la main près de sa table d'examen, un crayon feutre pour bien marquer les points douloureux avant de les traiter.

Dans ce traitement des états douloureux, il est souvent utile de programmer CPC et de s'en tenir là si le résultat immédiat est obtenu. Sinon programmer IC et acidifier le mélange avec 1 ml de Tétracémate Disodique par exemple en prévenant le malade que l'injection va faire mal. Cette douleur cesse après quelques minutes.

Stérilisation

Si des médecins préfèrent la jeter chaque fois, d'autres préfèrent utiliser la même seringue et la font séjourner 24h dans une boîte métallique en présence d'une quinzaine de pastilles de Trioxyméthylène, avant de la réutiliser plusieurs fois. Il est par contre impératif de changer d'aiguille pour chaque malade, ce qui est aisé, car le prix de nos aiguilles de Lebel, made in Japan est modique (1 Fr environ). Elles sont en plastique, mesurent 6 mm, sont siliconées et ne se bouchent guère.

Les descriptions de thermographies réalisées après Mésothérapie par le Professeur THIERREE, par les Docteurs BICHERON et DALLOZ-BOURGUIGNON ne peuvent trouver place dans ce trop bref abrégé, vous pourrez les trouver à l'Hôpital NECKER, dans les bulletins de la S.F.M., et surtout en vous adressant directement à leurs auteurs.

A l'occasion de tous les traitements, on peut toujours tester à vide, dans le creux de sa main ou sur une feuille absorbante, genre Kleenex, les CPC, pour être sûr que l'aiguille ne soit pas bouchée. Après une dizaine de "tirs à blancs" CPC, les gouttelettes sortent et le traitement peut être recommencé.

Il ne faut jamais oublier de prévenir un malade qui a reçu un mélange avec Divasta, notamment dans le rhume des foins, qu'il aura probablement une assez forte réaction au niveau du visage pendant deux jours, avec parfois un œdème qui le surprendrait s'il n'était pas informé. Cette réaction accompagnée souvent d'une élévation thermique apporte un résultat durable, et très fréquent, et tout rentre dans l'ordre en 48 h. Pour cette raison, il faut utiliser le CPC et diluer le Divasta dans un volume au moins égal de Procaïne-Iodo-Gluthional.

Répétons inlassablement que notre objectif est d'injecter très peu et pas très souvent en n'oubliant pas que la Mésothérapie est un aspect particulier de la médecine la plus classique qui soit, celle qui cherche à être efficace sans porter aucun préjudice tout en utilisant des produits connus.

Les mélanges, les fréquences, les programmations sont proposés, jamais imposés, ceux de la Mésothérapie manuelle peuvent être également utiles pour l'électronique et inversement, vous en trouverez vous-même d'aussi bons... et de meilleurs. Ceux-ci ont fait leurs preuves d'efficacité et d'inocuité.

Toutes les IC de ce manuel sont prévues pour trois secondes que l'opérateur au début comptera tout bas approximativement.

Cet abrégé ne dispensera jamais le praticien de l'enseignement pratique de la Mésothérapie électronique et manuelle admirablement réalisé et depuis longtemps au:

Centre CIDET: 63, rue de Miromesnil 75008 - PARIS Tél: 522.35.50 et 562.01.23, Chargé de stage: Dr. BICHERON (Vice-Président de la Société Française de Mésothérapie). Tous les matins, sauf le vendredi matin. Le mercredi après-midi: Mme le Dr. RAYMOND-BAIXAS.

à l'Hôpital NECKER dans le Service de Radiologie Centrale du Pr. THIERREE. Chargé de stage: Dr. DALLOZ-BOURGUIGNON (Secrétaire Général de la Société Française de Mésothérapie) dont l'excellent livre: "Dix Gestes de Mésothérapie" est déjà bien connu. Le venderdi matin, et mardi après-midi. (Tél: 555.92 80 poste 31.67 à l'Hôpital NECKER).

au Centre FURTADO-HEINE: 10, rue Delbet 75014 - PARIS Tél: 542.49.64 (téléphoner uniquement le matin).
Chargé de stage: Mme le Dr. MORPHY le mardi et vendredi matin, le lundi matin: Dr. LE COZ.

et aussi eu Centre Médical de l'ETOILE: 12, av. de la Grande Armée 75017 - PARIS Tél: 380.48.07, le lundi et mardi matin: Dr. BISQUERT.

au Dispensaire MARIE-THERESE: 53, rue Gambetta 92240-MALAKOFF Tél: 656.12.11 le lundi et jeudi après-midi: Dr. LE COZ.

au Dispensaire de l'UNION du COMMERCE: 12, quai de la Mégisserie 75001-PARIS Tél: 236.92.06, le mardi et samedi matin: Dr. PEYCELON.

C'est sous le direction de ces praticiens ou avec moi le mardi matin sur rendez-vous, que les confrères apprendront le mieux cette Méso-électronique aussi efficace qu'indolore.

REPONSES A DES QUESTIONS MAJEURES

1/ QUELLE EST LA DEFINITION DE LA MESOTHERAPIE POUR VOUS EN 1980?

Il est nécessaire, à mon avis, d'affirmer que la Mésothérapie est une allopatie et qu'elle utilise les médicaments que l'on trouve chez tous les pharmaciens.

Il faut en finir une fois pour toute avec ceux qui gardent un préjugé défavorable contre la mésothérapie en l'assimilant à une technique plus ou moins parallèle, ésotérique, réservée seulement à quelques initiés.

La Mésothérapie peut et doit être pratiquée par tous les omnipraticiens désireux d'augmenter facilement et considérablement leurs possibilités thérapeutiques.

Ils ne devront pas tomber dans la méfiance extrême, mais il faudra éviter aussi la trop grande facilité, et ne pas faire comme certains qui achètent un livre, le lendemain, un multi-injecteur ou un injecteur électronique, et s'intitulent mésothérapeutes le troisième jour! Entre ces deux extrêmes, il y a place pour le plus grand nombre des praticiens qui après un court stage d'initiation, seront en mesure d'effectuer des traitements simples, efficaces, quotidiens.

Cette allopathie répond cependant à certains critères un peu particuliers. **INJECTABLE** par voie parentérale, intradermique et sous-cutanée superficielle, elle comporte l'injection de petites doses de médicaments actifs véhiculés par la Procaïne à 2% ou à 1%; cette allopathie injectable n'utilise que de petites doses; et, la règle est de ne jamais dépasser lors d'une séance de Mésothérapie, 2ml du mélange que j'ai préparé dans une seringue, et qui lui, peut être de 10ml, puisqu'il s'agit d'une seringue de 10ml. L'utilisation de plus fortes doses ne correspond plus à la Mésothérapie bien faite, mais à un type un peu particulier d'infiltration qui ne serait pas sans danger.

Enfin, et ceci est peut-être le principal, cette allopathie parentérale de petites doses doit être **REGIONNALISEE**, c'est-à-dire la plus locale possible, ces micro-injections seront donc pratiquées dans la région la plus proche de la douleur ou de la maladie, c'est-à-dire sur le dermatome-cible correspondant à la douleur ou à la lésion tissulaire sous-jacente.

A cette définition de la Mésothérapie, il convient d'ajouter pour qu'elle soit complète, la **POLYVALENCE.** Elle est en effet remarquable, et fut décrite **dès 1958**, dans la première publication médicale consacrée à la Mésothérapie, où j'ai pour la première fois employé ce mot.

Si la Mésothérapie ne s'attaquait qu'à la seule arthrose du genou ou à la seule tendinite de l'épaule, il y a longtemps qu'elle aurait été adoptée par tous, par contre son extrême polyvalence qui la rend si précieuse pour les omnipraticiens, a justifié une extrême méfiance chez les spécialistes, vis à vis d'une méthode utilisable en ophtalmologie, en dermatologie et en rhumatologie, en allergologie, en angiologie, etc... et pourtant cette polyvalence de la Mésothérapie est probablement son plus grand titre de noblesse.

Résumé:

DEFINITION

CONCEPTION NOUVELLE D'UNE THERAPEUTIQUE

- ALLOPATHIQUE	- MICRO-DOSEE
- INJECTABLE	- POLYVALENTE
- PARENTERALE	- REGIONNALISEE

2/ QUELS MALADES CONSULTENT LE PLUS SOUVENT UN MESOTHERAPEUTE?

Venant juste après la question relative à la définition de la Mésothérapie, celle-ci est la bienvenue puisqu'elle représente immédiatement l'intérêt du critère "efficacité".

Les malades les plus fréquents sont un peu comme partout en médecine générale, les malades chroniques, ceux qui présentent une douleur ancienne peu ou pas soulagée par les techniques utilisées antérieurement, et qui demandent à la Mésothérapie les résultats qu'ils n'ont pas obtenus ailleurs.

Après un soulagement de quelques mois, ces malades chroniques arriveront, si les séances de Mésothérapie sont trop fréquentes, à une sorte de saturation thérapeutique aboutissant avec notre technique comme avec d'autres, à l'inneficacité provisoire; c'est pour cette raison que personnellement, je pratique des séances rares afin d'éviter cette accoutumance qui est une véritable règle thérapeutique bien connue des médecins praticiens, au risque de me faire mal voir par d'autres mésothérapeutes qui eux, avec d'excellentes raisons parfois, prônent les séances beaucoup plus fréquentes, notamment chez certains malades psychologiquement plus faibles et qui ont besoin d'un "nursing" plus important. Parmi ces malades chroniques, les plus fréquents, sont chez moi, les arthrosiques, soit qu'il s'agisse d'atteinte de la colonne cervicale, de la colonne lombaire, d'arthrose du genou, ou d'arthrose des mains, rhizarthrose ou nodosités d'Héberden. Il y a aussi parmi ceux qui consultent fréquemment, les migraineux habituels, et tous ces malades aussi bien arthrosiques que migraineux qui comme les autres d'ailleurs, viennent trouver le mésothérapeute parce que le "bouche à oreille" leur a enseigné que telle ou telle personne a obtenu avec ce traitement une bonne amélioration. Moins nombreux, mais nombreux cependant sont les malades atteints d'affections allergiques du type rhinopharyngite avec anosmie, asthme,etc... pour lesquels les résultats sont également intéressants.

Il y a aussi, et il ne faut pas l'oublier, tous ceux qui ont des perturbations de l'état général et notamment les personnes qui après une ménopause plus ou moins difficile, éprouvent une fatigue pour laquelle une séance de Mésothérapie trimestrielle apporte une très importante possibilité de lutte contre le vieillissement. Voici en gros quels sont les malades qui viennent me trouver pour recevoir un traitement de Mésothérapie; j'ajouterai qu'il y a aussi beaucoup d'autres malades qui consultent pour des indications aussi variées que peuvent l'être un hygroma du coude, une acné juvénile, un hallux valgus et bien d'autres choses encore.

3/ DANS QUELS CAS OBTENEZ-VOUS LES MEILLEURS RESULTATS AVEC VOS TECHNIQUES?

Pour répondre à votre question, j'hésite entre deux possibilités, soit vous parler des cas relativement rares où la Mésothérapie permet d'éviter ou de retarder une intervention chirurgicale comme c'est le cas pour par exemple pour l'hygroma du coude ou l'hallux valgus, ou les sciatiques dites paralysantes parce que les réflexes sont diminués ou abolis et que le malade allongé sur une civière ne peut ni tousser, ni respirer trop fort alors que la Mésothérapie efficace dans les 2/3 des cas, même sur ces malades-là, montre que le diagnostic des hernies discales a été mal posé, ou bien vais-je vous parler des indications beaucoup plus fréquentes où la Mésothérapie obtient des résultats supérieurs, avec ses médicaments mis sous forme de quelques gouttes au bon endroit plutôt qu'en doses considérables accumulées dans l'estomac. C'est plutôt de cette indication que je parlerai plus volontiers.

Prenons l'exemple des migraines anciennes que l'on retrouve dans les antécédents familiaux et qui appartiennent donc au patrimoine génétique du malade; dans la plupart des cas, dans ce domaine, la Mésothérapie obtient souvent des résultats remarquables, mais il faut jouer la règle du jeu, c'est-à-dire que le malade doit suivre à la lettre les instructions que je lui donne.

Dans le domaine de la douleur, la guérison est un équilibre entre la douleur elle-même, ce qui est la cause de la douleur, et aussi les défenses de l'organisme qui luttent contre cette douleur.

Trop souvent, le médicament quotidien intervient **à la place** des défenses de celui qui souffre (endorphine par exemple). Le symptôme douleur devient tellement lié au médicament habituel, qu'il en devient l'associé et même la condition. Il faut, pour supprimer le symptôme, supprimer également le médicament qui en est devenu non plus l'adversaire, mais l'adjoint. C'est à cette condition seule à mon avis, que la Mésothérapie peut et doit apporter un résultat considérable, notamment dans un grand nombre de phénomènes douloureux, et surtout dans le domaine de la migraine. On pourrait aussi parler des douleurs dûes au torticolis, ou des sciatiques qui sont bien plus souvent liées à une contracture musculaire qu'à une hernie discale, heureusement, contracture musculaire qui peut être facilement vaincue par les micro-injections de la Mésothérapie. Là encore, il faudra éviter le mélange des thérapeutiques habituelles, journalières et considérables avec la Mésothérapie et ses faibles posologies, car les fortes doses des uns font souvent mauvais ménage avec les faibles doses des autres.

L'allopathie traditionnelle peut être associée à la Mésothérapie, mais rarement en même temps. Il est parfois indiqué d'utiliser successivement les deux techniques, notamment lorsqu'on arrive au niveau de la deuxième séance que je fais parfois trois semaines, parfois deux mois après la première, et qui est toujours beaucoup moins efficace que la première séance de Mésothérapie prouvant ainsi, s'il en était besoin, que l'accoutumance médicamenteuse est quelque chose qui commence vite et qui met très longtemos à s'éteindre.

Résumé: MEILLEURES INDICATIONS (Dr.PISTOR 1980)

- MIGRAINES	- VASCULOPATHIES	- ECZEMA
- CERVICALGIES	- ARTHROSES	- ASTHME
- LOMBALGIES SCIATIQUES	- RHINITES - SINUSITES	- POLYARTHRITE RHUMATOIDE

4/ DANS TROIS DES INDICATIONS DES PLUS SPECTACULAIRES, POUVEZ-VOUS NOUS DECRIRE UNE TECHNIQUE ET UN MELANGE SIMPLES ET SOUVENT EFFICACES?

Ces trois indications auxquelles vous limitez avec sagesse votre question, (car autrement, il faudrait un livre pour y répondre) je vais les choisir parmi les trois indications les plus courantes auxquelles doit faire face celui qui comme moi, est amené tous les jours à soigner des malades appartenent à une clientèle de médecine générale.

Il s'agira dans le premier cas, du traitement des migraines à irradiations douloureuses, temporales, frontales et rétro-oculaires.

Pour le deuxième cas, je choisirai, le traitement d'une gonarthrose, et pour le troisième cas, je prendrai le cas d'une lombalgie avec névralgie sciatique douloureuse.

Pour chacun de ces trois cas, j'envisagerai, un matériel, une technique et un mélange très simple, qui vont permettre au médecin qui en a pris connaissance de passer immédiatement à la pratique lorsqu'il rencontrera un de ces malades.

a) Migraine temporale temporale avec les irradiations décrites.

Matériel: Une aiguille Mésothérapie, un trocart de remplissage, une seringue en plastique (coût 2 à 4 frs).

Mélange: Procaïne à 2%, 2 ml, Iodo-Gluthional B1 100, 2 ml, Péridil-Héparine, 2 ml.

De tout ce mélange, 1 ml 1/2 à 2 ml seulement seront utilisés.

Technique: Un pli cutané étant pincé entre le pouce et l'index de la main gauche par le médecin au niveau de la tempe douloureuse sur la zone indiquée par le malade, la petite aiguille de Mésothérapie sera introduite à 45% dans le pli cutané formé, la peau venant butter contre la base de l'aiguille, une simple pression du pouce sur le piston de la seringue assurera la pénétration de quelques gouttes seulement. L'opérateur fera bien attention de ne pas d'un seul coup distribuer le ml 1/2 auquel il a droit, car cette dose totale devra être répartie en trois, quatre ou cinq micro-injections faites sur la zone douloureuse. Le même pli cutané sera formé à nouveau 1 cm ou 2 cm plus loin, sur une irradiation annoncée par le malade; pour les douleurs rétro-orbitaires, l'opérateur se contentera de faire un pli cutané au niveau du sourcil et il piquera horizontalement dans les poils du sourcil en direction de l'os frontal pour éviter toute injection en direction du globe oculaire. Au niveau du front également, sur la zone douloureuse une telle micro-injection sera pratiquée avec toujours une modeste pression du doigt sur le piston de la seringue pour assurer la pénétration de quelques gouttes seulement. Lorsque cinq ou six micro-injections auront été pratiquées et que toute la zone douloureuse aura reçu au moins 1,5 ml, le traitement sera terminé. Il faudra prévenir le malade que pendant les trois jours suivants, il pourra ressentir une plus grande douleur qu'auparavant, mais qu'après cette rechute, la probabilité d'une longue et bonne amélioration est très grande.

A mon avis, une séance de rappel ne sera pratiquée que si le malade retrouve une fréquence de douleurs comparable à celle qu'il ressentait lorsqu'il est venu consulter la première fois. C'est seulement dans ce cas-là que je consens à faire une séance de rappel. Cette rareté des séances est pour moi une habitude, et je pense qu'elle correspond à une réelle efficacité dans la plupart des cas. Vous trouverez dans ce livre le même traitement par le Pistormatic.

b) Arthrose du genou.

Comme dans le cas précédent, les micro-injections seront pratiquées autour du genou, mais plus particulièrement sur la zone indiquée comme la plus douloureuse par le malade. Nous constaterons à cette occasion que l'arthrose du genou qui comporte donc la même étiquette pour tout le monde, correspond à des territoires douloureux extrêmement différents pour chacun; certains ont des douleurs précises au niveau du l'insertion du ligament latéral interne, d'autres ont des douleurs globales, d'autres ont des douleurs externes ou périrotuliennes: dans chaque cas, la Mésothérapie sera faite sur les zones douloureuses et sur les zones d'irradiations de la douleur. Chez les personnes maigres, il sera nécessaire là aussi de faire un pli cutané afin d'éviter le contact entre l'extrémité de l'aiguille et l'os, mais dans la plupart des cas, l'injection à la main peut être faite sans utiliser cette manœuvre.

Le mélange utilisé dans le traitement de la migraine est là aussi très efficace, car il semble apporter localement une stimulation remarquable de la micro-circulation, c'est-à-dire comme je le supposais au début, une action remarquable au niveau du mésoderme qui me fit choisir le nom de Mésothérapie.

Après la Mésothérapie, dans la plupart des cas, le malade actionne son genou en remarquant que les mouvements sont beaucoup plus faciles qu'avant et nettement moins douloureux. Il est important de lui faire observer que pour la première fois, il a reçu un traitement plus efficace parce que fait au bon endroit. Il est logique et compréhensible pour tout malade, mais hélas pas pour tout médecin, qu'une douleur du cou doive être soignée sur le cou et qu'une douleur du genou doive être soignée sur le genou.

c) Lombalgie avec névralgie sciatique.

Deux tests seront pratiqués avant le traitement. Le premier test consiste, le malade étant debout à lui faire appliquer la paume des mains sur les cuisses et à lui demander de descendre, sans fléchir les jambes, les mains le plus bas possible, c'est-à-dire pour certains au niveau des pieds, mais pour d'autres, notamment pour ceux qui ont des lombalgies et des sciatiques, beaucoup plus haut, la plupart des malades atteints de lumbagos n'étant plus capables de baisser leurs mains plus bas que le genou. Ce premier test étant achevé, il est utile d'en pratiquer un autre, après avoir noté avec un crayon-feutre le dernier point de la jambe atteint par l'extrémité des doigts.

Ce deuxième test est le suivant: le malade allongé contre un mur en décubitus dorsal on lui fait lever la jambe douloureuse non loin du mur, afin de voir l'importance de son "lassègue". A l'aide d'un coton humide, on marque la limite de son effort que l'on compare avec le côté sain. La différence est dans la plupart des cas tout à fait notable.

Ces deux tests vont se trouver considérablement modifiés quand ils se montrent anormaux, après Mésothérapie: en diminuant la douleur, elle apporte une performance de bien meilleure qualité.

Comme dans les deux cas précédents, la Mésothérapie sera appliquée sur la région douloureuse, et les 2 ml du mélange qui, pour simplifier, sera le même que dans les deux cas précédents, pourront être répartis en six ou sept micro-injections depuis la zone L5 jusqu'au talon ou au bord externe du pied selon la localisation de la douleur. Les micro-injections seront faites sur le bas du dos, la région fessière, une sur la face interne de la cuisse, une sur le creux poplité, une ou deux sur le mollet et la cuisse et les 2 ml de notre mélange seront ainsi répartis sur la zone douloureuse de L5 jusqu'à l'extrémité du nerf sciatique douloureux.

Il faudra également faire deux ou trois micro-injections sur la zone sacro-lombaire douloureuse.

Le traitement étant terminé, le malade qui était à plat-ventre se redresse et tout de suite les deux tests sont pratiqués à nouveau et se montreront dans la très grande majorité des cas en amélioration par rapport à ce qu'ils étaient cinq minutes auparavant, lorsque nous les avons pratiqués avant la séance.

La simplicité de ces résultats étonnera le malade presqu'autant que le médecin (quand il s'agit d'un mésothérapeute récent) et nous permet d'affirmer qu'en 1980, on n'a pas le droit d'opérer quelqu'un pour une hernie discale avant d'avoir essayé le traitement très simple de Mésothérapie. La réussite de celle-ci prouve parfois que le diagnostic est mal posé.

Ces techniques, tant pour la migraine que pour la gonarthrose ou pour la lombo-sciatique, pourront être exécutés au multi-injecteur et mieux encore à l'aide de l'injecteur électronique.

Les mélanges pourront être affinés, comporter un peu plus de ceci, un peu moins de cela.

La Mésothérapie peut encore progresser avec d'autres mélanges, d'autres techniques, d'autres matériels et surtout de nouvelles indications.

En Mésothérapie comme ailleurs, le résultat est la seule chose qui compte et n'importe quel praticien va retrouver avec cette technique extraordinairement simple l'enthousiasme de ses jeunes années, lorsqu'il commençait à exercer notre art.

5/ PEUT-ON SE PASSER DE L'INJECTEUR ELECTRONIQUE POUR FAIRE DE LA MESOTHERAPIE?

Il est incontestable que l'on peut faire d'excellente Mésothérapie et obtenir de bons résultats en utilisant uniquement les méthodes manuelles qui ont été les miennes pendant vingt-cinq ans.

Beaucoup de jeunes confrères préfèrent actuellement pratiquer une technique à l'aide d'un matériel un peu plus onéreux, mais qui les dispense totalement des corvées de débouchage, stérilisation existant auparavant, ceci ne constitue pourtant pas le premier avantage de l'injecteur électronique. Cet avantage n'est bien perçu que par les malades qui reçoivent le traitement et qui, neuf sur dix, non seulement préfèrent l'injecteur électronique, mais réellement l'imposent au mésothérapeute, surtout lorsqu'ils ont bien connu les techniques manuelles, et ceci pour deux raisons. La première est bien entendu, que l'injecteur électronique fait nettement moins mal, et la deuxième est que les malades ayant lu, vu ou entendu décrire ces techniques électroniques, croiraient déchoir en étant soignés autrement. C'est au mésothérapeute de leur faire comprendre qu'il est parfois bon de changer de technique, de stimulation et que la Mésothérapie manuelle garde incontestablement sa place, ne serait-ce que lorsque le médecin ayant cessé de faire des consultations, doit faire des visites. Le multi-injecteur linéaire, c'est la Mésothérapie transportable. Il est certain que l'avenir de la Mésothérapie manuelle est dans la Mésothérapie transportable.

Pour résumer la réponse à la question formulée, je crois pouvoir dire qu'en 1980, la médecine manuelle reste tout aussi efficace aux yeux du médecin, mais que l'injecteur électronique avec la même efficacité est pratiquement toujours préféré par le malade.

6/ Y A-T-IL DES DANGERS, DES CONTRE-INDICATIONS, DES INTOLERANCES A REDOUTER QUAND ON PRATIQUE LA MESOTHERAPIE?

Les dangers et les contre-indications, il n'y en a guère plus avec la Mésothérapie, qu'il n'y en a avec l'acupuncture ou l'homéopathie, car si les doses médicamenteuses existent, elles sont suffisamment faibles pour éliminer toutes espèces d'intolérance, toutes espèces de contre-indications ou de danger.

Parfois, existent des intolérances qui se manifestent par une réaction allergique le plus souvent à l'iode, mais cette réaction n'intervient que dans une extrêmement faible fréquence (moins de 1%).

Ce qui mérite d'attirer l'attention du médecin praticien, ce ne sont pas les dangers, les contre-indications ou les intolérances, mais plutôt les réactions qui existent souvent après un traitement de Mésothérapie.

Il faut en dire un mot. Certaines réactions sont liées au traitement lui-même. Tous les mésothérapeutes savent que bien souvent, une séance de Mésothérapie détermine un résultat spectaculaire immédiat de quelques heures, suivi d'une rechute de trois ou quatre jours, puis d'une longue et importante amélioration consécutive.

Un nombre type de résultats est souvent observé et comporte trois semaines et parfois plus après la séance, sans aucun résultat apparent, puis brusquement intervient le changement désiré qui apporte un résultat d'autant plus long semble-t-il, qu'il a mis de temps pour apparaître.

D'autres réactions existent, et qui elles ,sont fonction non plus du traitement lui-même, mais du mélange utilisé. Je citerai la micro-dose de Divasta qui a elle seule entraîne souvent localement des phénomènes locaux de douleurs, légers œdèmes et parfois même quelques troubles généraux, tels que l'élévation thermique. Cette réaction ne dure pratiquement jamais plus de 48 h., mais souvent lorsque cette réaction locale n'est pas obtenue, les résultats sont moindres (acné juvénile par exemple).

Certaines réactions existent, souhaitées par certains mésothérapeutes telles que le "flush" lorsque le Péridil-Héparine est injecté en quantité suffisante. N'ayant pas le goût des dosages médicamenteux trop importants, je n'ai pas assez d'expérience pour prendre position pour ou contre l'utilité de ce "flush" en Mésothérapie. Je ne peux dire qu'une chose, c'est que les malades traités avec du Péridil-Héparine dans le mélange ont souvent une amélioration importante qui ne me pousse nullement à essayer d'obtenir plus de résultats avec des doses plus fortes. Lorsque par hasard, se manifeste une réaction cutanée sur les points de la Mésothérapie, il suffit pendant 48 h. de donner un comprimé de Dilar à midi deux jours de suite, pour que tout rentre dans l'ordre avec une dose de corticoïde exceptionnelle qui, pour une fois (comme dans l'hygroma) se montre très utile pour juguler toute vélléïté de réaction cutanée.

En quelques mots, il n'y a pas de danger, ni de contre-indication, il y a peu d'intolérance à la Mésothérapie, mais par contre, il y a des limites et ces limites je voudrais en dire un mot parce qu'on me reproche trop souvent de décrire un très grand nombre d'indications qui tendraient à faire de la Mésothérapie une panacée. Si étendue qu'elle puisse être avec tous les médicaments qu'elle peut utiliser, la Mésothérapie n'en a pas moins une limite et il serait ridicule de vouloir obtenir avec elle, en l'état actuel des choses des résultats contre des myélites, des paralysies, des cancers, des maladies du sang qui résistent à la thérapeutique normale. Ceci montre une fois de plus que les limites de la médecine générale normale sont aussi les limites de la Mésothérapie.

Nous ne pouvons, dans la plupart des cas faire plus, mais il faut aussi retenir que nous pouvons dans presque tous les cas faire autant et assez souvent mieux, avec des résultats de longue durée obtenus par des séances rares comportant des doses toujours bien tolérées.

Comme je l'ai dit jadis, la Mésothérapie: c'est l'art d'obtenir avec de petits moyens de grands résultats.

7/ LA PROCAINE EST-ELLE DANGEREUSE COMME ON L'A DIT?

Cette question fait écho à un récent article de presse où la Mésothérapie avait été vivement prise à partie sous prétexte que l'injection de Procaïne était réputée dangereuse.

Que faut-il en penser?

Il est incontestable que des accidents liés à l'utilisation de la procaïne ont été autrefois observés, mais il s'agissait alors de Procaïne généralement concentrée et toujours injectée pure, c'est-à-dire sans être mélangée à des substances diminuant sa concentration et aussi injectée en profondeur avec de grandes aiguilles du mauvais côté de la barrière de défense que constitue le derme. Tous ces facteurs peuvent expliquer pourquoi il y a eu des accidents avec la Procaïne et pourquoi maintenant ces accidents ne surviennent plus depuis que la Mésothérapie l'utilise.

Nos faibles doses, la lenteur de leur diffusion, la localisation très superficielle de nos injections, le mélange à d'autres produits, tout cela concourt à faire de la Procaïne en Mésothérapie, une substance parfaitement anodine.

Je dis et je répète que dans ma carrière de mésothérapeute, j'ai eu l'occasion de faire plus de un million d'injections comportant l'administration de Procaïne, et le seul accident grave que j'ai vu et qui a nécessité l'administration immédiate de cortisone par voie intraveineuse fut un œdème de la glotte constaté après Mésothérapie à l'Hôpital Beaujon et dont les examens ultérieurs ont prouvé qu'il ne s'agissait pas du tout d'une intolérance à la Procaïne, mais d'une intolérance au produit qui lui était adjoint et qui était l'Alphachymotrypsine. Inutile de vous dire que depuis je ne me sers plus de ce produit qui a connu une grande vogue, notamment en ORL.

Je puis donc dire et répéter que depuis près de 30 ans, la Procaïne ne m'a jamais apporté de troubles notables, sauf peut-être, dans les premières années de ma pratique, lorsque les doses utilisées étaient encore trop importantes, les lipothymies étaient alors fréquentes.

8/ QUELLES SONT LES MALADIES QUI METTENT LA MESOTHERAPIE EN ECHEC?

Une fois encore, je répondrai que ce sont les maladies qui mettent la thérapeutique habituelle en échec. Jusqu'à plus ample informé, la Mésothérapie ne donne pas de résultat lorsqu'on traite un diabète, une sclérose en plaque, une paralysie centrale, un cancer, etc...

Nos échecs sont ceux de la médecine normale, mais nos succès sont plus facilement, plus rapidement, plus économiquement obtenus que ceux de la médecine normale.

Il faut aussi savoir que parfois une migraine ou une arthrose peut se montrer rebelle à la Mésothérapie. Il est alors souvent indiqué d'espacer les séances et même d'avoir pendant un temps, de nouveau recours à d'autres moyens (allopathie habituelle, homéopathie, acupuncture, etc...).

Très souvent, l'échec immédiat n'est qu'une apparence et après une période qui peut être de quelques jours et même de deux ou trois semaines, le résultat tout d'un coup apparaît et semble durer d'autant plus s'il s'est longuement fait attendre. Raréfier les séances et modifier les mélanges et les modes de stimulations est la meilleure façon de lutter contre cette inefficacité temporaire.

Lorsqu'un traitement fait par exemple au multi-injecteur linéaire avec le mélange Procaïne 2 ml 2%, Péridil-Héparine 2 ml se sera un jour, pour un malade, montré inefficace, la fois suivante on fera le traitement à l'injecteur électronique en utilisant le mélange Procaïne 2% 2 ml, Iodo-Gluthional B1 100 2 ml, Becilan 5 ml. De ces mélanges, seules seront injectées quelques gouttes, parfois plus, c'est-à-dire pour moi jamais plus de 2 ml. Aussitôt après, il est souvent utile d'enduire la zone traitée avec une pommade du type Neuriplège ou Percutalgine alternées.

9/ QUELLES SONT LES DIFFERENCES ET LES SIMILITUDES ENTRE MESOTHERAPIE, HOMEOPATHIE ET ACUPUNCTURE?

En tant qu'allopathie à faible dose et aux aiguilles actives, il est évident que la mésothérapie partage avec l'homéopathie son goût pour les faibles posologies, et avec l'acupuncture son expérience des aiguilles efficaces.

La Mésothérapie adopte le "primum non nocere" des homéopathes et avec ses faibles doses, elle n'est pas dangereuse, bien que quelques milliers de fois plus concentrée que l'homéopathie.

Elle adopte également les aiguilles de l'acupuncture et leur pouvoir de stimulation physique, mais surtout ce qu'il faut noter, c'est que si elle ressemble un peu à l'homéopathie à cause des faibles doses et à l'acupuncture à cause des aiguilles, elle ressemble surtout à l'allopathie classique parce qu'elle utilise les médicaments les plus efficaces de la médecine moderne, et c'est pour cette raison que les praticiens n'ont même pas besoin de changer de mentalité lorsqu'ils font de la Mésothérapie. Avec nous, c'est la quantité des médicaments qui change, les médicaments de qualité étant bien entendu, souvent utilisés.

En ce qui concerne les résultats, c'est à la fois la qualité et la quantité de ces résultats qui changent et c'est pour cette raison qu'après avoir lu un livre, il faut remplacer les mots par des faits en essayant...

En résumé, la Mésothérapie est, comme son nom l'indique (mésos = milieu en grec) le carrefour de quatre routes:
l'allopathie classique avec de moins fortes doses de médicaments,
l'homéopathie avec un peu plus de médicaments,
l'acupuncture avec peu de médicaments.

10/ QUEL EST, SELON VOUS, DOCTEUR PISTOR, EN 1981, LE POINT FORT DE LA MESOTHERAPIE, EST QUEL EST SONT POINT FAIBLE?

Comme il y a une trentaine d'années, à l'époque où j'ai donné à ces traitements le nom de Mésothérapie, le point fort de la Mésothérapie, est sa polyvalence efficace, mais pour que cette réponse soit complète, il faut dire qu'en 1980, le point fort de la Mésothérapie est que, grâce à son efficacité, elle a fini par accéder à la médecine de haut niveau, et ce n'est pas par hasard qu'une consultation hebdomadaire fort active existe à l'Hôpital NECKER dans le Service du Pr. THIERREE où beaucoup de médecins apprennent la Mésothérapie sous la houlette du Dr. DALLOZ-BOURGUIGNON, ce n'est pas un hasard non plus si dans le service de Chirurgie cardiaque du Pr. NEVEUX à LAENNEC, le Dr. RAYMOND-BAIXAS fait chaque semaine une consultation de Mésothérapie pour diminuer les séquelles douloureuses post-opératoires de ces opérés du cœur, trop fréquentes et trop résistantes à la thérapeutique habituelle.

Ce n'est pas par hasard non plus que le Pr. BEGUE, Chef de Service à l'Hôpital CLAUDE BERNARD, a defendu la Mésothérapie en ces termes alors qu'elle était attaquée dans la presse:

"J'ai pris connaissance de la Mésothérapie auprès d'amis vétérinaires, et mon vieux chien de plus de 13 ans, paralysé à 1 an par un accident discal, est toujours là. J'ai été surpris d'apprendre en cette occasion que l'inventeur de cette thérapeutique est médecin, et que médecins et rhumatologues en particulier, ignoraient cette technique. Ignorer peut s'excuser si l'on rencontre des esprits qui s'en tiennent à l'expérimentation et demandent à elle seule, bien plus qu'à la chicane pour prouver ou infirmer. Seulement, il faut bien le reconnaître, bien de nos confrères semblent avoir fait des études une fois pour toutes. De plus, il faut le reconnaître également, la suppression de la douleur n'est pas toujours leur préoccupation majeure. Je vous disais encore être passé à l'action pour constater qu'avec le cocktail classique: Procaïne à 2%, Iodo-Gluthional B1 50, Soludécadron dans les proportions où la "maudite" Procaïne est réduite à 1% et moins dans la dilution finale, je n'ai jamais constaté le moindre incident, mais bien au contraire des améliorations spectaculaires, parfois définitives, dans les migraines cervicales, les torticolis, les douleurs vertébrales à tous les étages, sciatiques.

Bien entendu, les médecins que nous sommes, s'assurent toujours du contexte et des examens complémentaires suggérés par la clinique, car si la technique est précieuse, elle n'exclut pas les investigations nécessaires. Ce qui m'étonne dans les prises de position de vos détracteurs, c'est l'ignorance où ils semblent, de certains faits parfaitement prouvés. D'abord pourquoi ne pas porter in situ, et à moindre dose, des substances qu'ils savent iatrogènes par voie générale, exigeant de plus fortes doses pour gagner la cible. Puis, il est désormais connu que la voie lymphatique est la voie efficace, que ses lacis baignent tout le milieu intérieur et que la dite voie lymphatique est phylogéritiquement postérieure au système sanguin, qu'elle n'est donc pas un vestige. Enfin, qu'étant élève du Pr.JAYLE, l'inventeur des percutacrines, je suis en bonne place pour savoir l'effet thérapeutique bien supérieur de ce mode d'administration avec des effets contraires parfois, puisque les contraceptifs oraux provoquent souvent un bouleversement du bilan lipidique que l'administration percutanée normalise.

Pour toutes ces raisons, je crois qu'il est légitime de demander non seulement réparation de presse, mais aussi de convier vos adversaires à une expérimentation conjointe rigoureuse, sans autre passion que celle de l'évidence scientifique".

Il faut ajouter à ce mot, que les attaques dont la Mésothérapie fut l'objet ont cessé. Que ceux qui l'ont attaquée, ont été mieux informés, et ont pu être convaincus de l'innocuité et de l'efficacité de la méthode, à tel point que les ennemis d'hier devenant les alliés d'aujourd'hui, nous avons pu travailler et aussi soigner ensemble par cette technique, quelques malades.

Lorsqu'on envisage le point fort, il faut aussi parler du point faible.

Le point faible de la Mésothérapie existe. Dès 1960, le Dr. LEBEL, l'inventeur de l'aiguille courte, qui de tous les médecins, fut celui qui m'aida le plus, à promouvoir la Mésothérapie, suggérait que cette technique n'aurait son plein développement mondial qu'après avoir été agréée par les U.S.A.

L'injecteur électronique a rencontré là-bas un succès d'estime, mais s'est heurté et se heurte encore à des lois draconiennes rejetant l'utilisation pour des malades américains de méthodes médicales qui ne sont pas enseignées dans les facultés de médecine américaines. Ces difficultés seront facteur de ralentissement; mais la diffusion des résultats, l'action des journalistes et les médias finiront par renverser les barrières, et je pense que très prochainement le point faible va devenir un point fort.

11/ VOTRE "ABREGE DE MESOTHERAPIE ELECTRONIQUE" PEUT-IL ETRE UTILISE POUR LA MESOTHERAPIE MANUELLE?

A cette question, je réponds oui à 100%. Imaginez que la seringue soit tenue non plus par un berceau mobile, mais par une main, que le multi-injecteur soit remplacé par l'injection continue exécutée pendant trois secondes environ, et par quelques "coup par coup", que le multi-poncteur soit remplacé par les rafales, et vous pourrez utiliser les mêmes lieux d'injection, les mêmes mélanges et les mêmes fréquences ici décrites.

Le mésothérapeute débutant doit seulement apprendre à n'appuyer que fort peu sur le piston de la seringue, afin que quelques gouttes seulement pénètrent à chaque implantation, 2 ml à chaque séance représentent un volume injecté presque toujours suffisant à mon avis, lors d'une séance de Mésothérapie.

12/ QUELLES DIFFERENCES ET SIMILITUDES AVEZ-VOUS OBSERVEES EN MESOTHERAPIE HUMAINE ET VETERINAIRE?

Pendant trois ou quatre ans, j'ai eu le privilège d'exercer en Mésothérapie dans le service de chirurgie du Professeur BORDET à l'Ecole Vétérinaire d'Alfort, et c'est ainsi que les vétérinaires avant les médecins ont fait la connaissance de la Mésothérapie, et, pour la plupart l'ont adoptée. C'est dans ce service que presque toutes mes observations ont pu être faites; elles ont été, dans l'ensemble confirmées par les nombreux collègues vétérinaires avec qui j'en ai parlé.

Pour répondre en gros à cette question, je dois dire qu'il y a beaucoup plus de similitudes que de différences entre ces deux types de Mésothérapie, et les hommes ont trop souvent tendance à oublier qu'ils sont des mammifères avec une boîte crânienne qui leur donne des possibilités différentes dans certains domaines, et des handicaps dans d'autres.

Pour ce qui concerne la Mésothérapie, la similitude m'a d'emblée frappé entre les douleurs vertébrales des teckels et les lombo-sciatiques de l'homme. Dans l'un et l'autre cas, la Mésothérapie s'est montrée remarquablement efficace, et mes résultats chez le teckel m'ont permis d'améliorer la technique sur le plan humain, les mélanges thérapeutiques étant pratiquement les mêmes.

Dans le domaine de l'arthrose, la coxarthrose très fréquente chez l'homme, semble beaucoup moins courante chez l'animal, alors que chez le chien, on voit souvent des nécroses de la tête fémorale qui n'ont guère d'équivalent en médecine humaine, et qui se montrent assez sensibles à la Mésothérapie. Les douleurs liées à une lésion des ligaments croisés chez le chien ont des points communs, à mon avis, avec la pathologie du ménisque du genou chez l'homme, et dans les deux cas, les résultats sont appréciables.

Il reste, cependant que malheureusement, les vétérinaires ne connaissent pas encore l'injecteur électronique dont le "coup par coup" apportera certainement des nouvelles stimulations remarquablement efficaces avec des posologies encore plus réduites.

Mais dans l'ensemble, il y a peu de différence entre la Mésothérapie humaine et la Mésothérapie vétérinaire.

Les doses utilisées chez le cheval sont évidemment plus fortes, et celles utilisées chez le teckel le sont, bien sûr, beaucoup moins.

Il est, dans le fond, normal qu'il n'y ait que peu de différence, entre un mammifère vertical et un mammifère horizontal.

13/ LA CRAINTE DE CERTAINS LABORATOIRES VIS-A-VIS DE LA MESOTHERAPIE ET DE SES FAIBLES DOSES EST-ELLE JUSTIFIEE?

La crainte des laboratoires est la suivante: les faibles doses de la Mésothérapie sont probablement moins efficaces que les fortes doses de l'allopathie traditionnelle.

Comment pouvez-vous justifier vos faibles doses?

Ma réponse ne peut être théorique, elle ne peut être que pratique. Les faits cliniques montrent d'une façon certaine, observés des milliers de fois, que nos petites doses d'allopathie injectable locale, sont largement suffisantes pour obtenir un résultat avec des séances relativement rares. Ceci poussera probablement les laboratoires à créer des spécialités pour mésothérapeutes comportant des ampoules de plusieurs sortes injectables dans une boîte unique facilitant le travail du mésothérapeute.

Certains laboratoires m'ont dit: "Vous êtes contre les médicaments, puisque vous n'en donnez que de faibles doses! "

Cette question mérite une réponse. D'abord, lorsqu'un mésothérapeute ouvre une ampoule, quelque soit la dose qu'il utilise, il jette le reste de l'ampoule, et sa consommation est la même que celle d'un allopathe.

D'autre part, la médication injectable grâce aux mésothérapeutes va retrouver un regain d'activité incontestable, car les malades avaient peur des piqûres parce qu'elles faisaient mal. Maintenant, les choses vont changer, car avec nos moyens électroniques actuels, une piqûre ne fait plus peur, car elle ne fait plus mal.

On s'apercevra alors que la découverte de la Mésothérapie n'est pas exactement ce que l'on croyait. Il ne s'agit pas d'une petite technique plus ou moins marginale d'injections de petite dose. La définition synthétique de la Mésothérapie pourrait être la suivante:

UNE NOUVELLE VOIE D'INTRODUCTION DES MEDICAMENTS DANS LE CORPS DE L'HOMME VIENT D'ETRE DECOUVERTE. MAIS DU MEDICAMENT IL EN FAUT PEU, RAREMENT ET AU BON ENDROIT.

J'entends d'ici mes détracteurs s'écrier aussitôt: "Les injections sont une vieille histoire, elles ont été inventées par le Dr. PRAVAZ né en 1791, et ce n'est pas la Mésothérapie qui les a découvertes, ni la Procaïne, ni l'injection locale de substances liées à la Procaïne". Tout ceci est vrai. Mais, il faut convenir que la délivrance systématique de micro-injections locales de substances actives liées à la procaïne, est la grande nouveauté permise par la Mésothérapie dans des domaines extrêmement nombreux, pour la première fois les thérapeutes peuvent envisager de distribuer la thérapeutique autrement que par accumulation de médicaments plus ou moins tolérés dans l'estomac. Ceci montre à quel point les laboratoires peuvent être rassurés, la Mésothérapie étant véritablement une allopathie, un deuxième souffle pour la thérapeutique injectable.

14/ AVEZ-VOUS ESSAYE UNE MESOTHERAPIE COMPORTANT SEULEMENT L'INJECTION DE SERUM PHYSIOLOGIQUE ET UNE MESOTHERAPIE SANS AUCUNE INJECTION: POUVEZ-VOUS COMPARER LES RESULTATS?

Pour ceux qui, malgré les résultats vétérinaires contrôlés depuis longtemps, ne peuvent se passer de statistiques et d'essais en double-aveugle, cette question est très importante.
Il est certain que toute piqûre faite avec une seringue et une aiguille est susceptible de provoquer des réflexes qui peuvent être utiles ou nocifs. L'introduction de l'aiguille représente une micro-plaie, donc un processus de cicatrisation. Il n'est donc pas possible de dire que sur le plan thérapeutique, une piqûre à base d'eau distillée ne peut pas avoir d'effet. Les statistiques contrôlées qui seront faites dans les hôpitaux, à partir de centaines de cas, et selon un protocole rigoureux comportant toujours le même mélange, utiliseront certainement un jour, les trois comparaisons:

1/ Mésothérapie normale, avec micro-injections de mélanges de produits actifs à la Procaïne. Injections intradermiques et sous-cutanées.
2/ Injections de sérum physiologique.
3/ Injections
3/ Piqûres effectuées sans aucune injection.

L'injecteur électronique permettra une préparation en double-aveugle, car ni le médecin, ni la malade, ne sauront si on a injecté de l'air, du sérum physiologique ou la préparation médicamenteuse.
Pour répondre à votre question, sans qu'il y ait eu de réelles statistiques contrôlées, je puis vous dire par expérience que des injections d'eau distillées locales ont pu donner des résultats, de même que les micro-piqûres sans aucune injection, mais il est incontestable que ces résultats sont beaucoup plus fugaces et inconstants que lorsque l'on utilise une réelle Mésothérapie médicamenteuse, à condition, une fois encore, de n'utiliser le médicament que PEU, RAREMENT ET AU BON ENDROIT.

15/ QUEL MATERIEL: SERINGUES, AIGUILLES, UTILISEZ-VOUS ACTUELLEMENT POUR LES TRAITEMENTS DE MESOTHERAPIE?

Comme je réserve les traitements par multi-injecteurs à la Mésothérapie que j'appelle portative, celle que je peux transporter aisément dans la boîte à gant de ma voiture, et qui comporte outre l'ampoule de Procaïne, l'Iodo-Gluthional et le Péridil-Héparine, le tube de pommade au Neuriplège, l'injecteur linéaire et le multi-puncteur.

Dans plus de 80% des cas, j'utilise chez moi, la Mésothérapie électronique, deux sortes principales de mélanges très différents sont souvent utilisés.

a) Le mélange anti-douleur utilisable surtout pour les arthroses, névralgies, syndrômes douloureux, etc... auquel seront ajoutés d'autres éléments en fonction du diagnostic et de la topographie.
Pour ce type de mélange, j'utilise la seringue plastique de 10 ml Guérin à embout français sur lequel s'adapte directement l'aiguille de Mésothérapie jetable en plastique dont la longueur est de 5 mm. Cette aiguille paraît longue pour certains mésothérapeutes. Quant à moi, je l'utilise avec succès depuis plus de trois ans, et ne veux pas en changer. Elle supprime l'obsession de l'ictère de la seringue.
L'aiguille métallique ayant le même embout à tendance à se boucher beaucoup plus facilement pour une question peut-être de longueur de biseau ou d'absence de silicone. De toute façon, il n'est pas recommandé de mettre du métal sur du plastique, et le matériel que je viens de décrire me paraît excellent.
En ce qui concerne la longueur de l'aiguille, celle que LEBEL avait inventée, mesurait 3 mm de long. Elle a été allongée à 5 mm, ce qui me paraît excellent tant pour l'injecteur électronique que pour les multi-injecteurs manuels.
Certains auteurs ne veulent pas entendre parler d'aiguilles de 6 mm. Ils peuvent être rassurés. Depuis plusieurs années, j'utilise sans ennui, et avec succès des aiguilles de 6 mm. Les papules intradermiques sont un peu plus difficiles à réaliser, mais les micro-injections locales sous-cutanées immédiates réalisées par le CPC permettent une excellente Mésothérapie moderne.

b) Le deuxième type de matériel que j'utilise reçoit les mélanges dans lesquels il y a du vaccin. Chaque fois qu'il y aura à traiter un phénomène allergique ou une maladie infectieuse, il y aura une certaine quantité de gouttes de ce mélange.
Qu'il s'agisse d'acné, d'athme, d'eczéma, de psoriasis, ce mélange sera utilisable seul ou associé à d'autres mélanges également efficaces. Pour ce mélange vaccinal, j'utilise une seringue de 10 ml que je remplis avec le Divasta, la Procaïne, l'Iodo-Gluthional, etc...

THESES CONCERNANT LA MESOTHERAPIE

Dr. Pierre DELAHAYE: 1972 (Impressions C.L.J. 29, rue Deparcieux 75014-PARIS)

"Les Micro-injections de la Mésothérapie. Applications comparées dans le traitement de la maladie arthrosique de l'espèce canine et chez l'homme.

Dr. Josiane RAYMOND-BAIXAS: 1978-NECKER-ENFANTS MALADES-PARIS

"Contribution à l'étude de la Mésothérapie. A propos de 68 malades atteints d'affections rhumathismales.

Dr. DELANNOY: 1980-NECKER-ENFANTS MALADES-PARIS

"Analgésie des Algies faciales"
A propos de 35 cas traités par injection sous-cutanées de microdoses médicamenteuses au niveau de la projection cutanée de la douleur (Mésothérapie).

OUVRAGES CONCERNANT LA MESOTHERAPIE

- " Un Défi Thérapeutique" Dr. PISTOR
- " Abrégé de Mésothérapie Electronique" Dr. PISTOR (actuellement sous presse).
- " Dix Gestes de Mésothérapie" Dr. DALLOZ-BOURGUIGNON

(Ces trois ouvrages sont édités à la Librairie MALOINE:
27, rue de l'Ecole de Médecine 75006-PARIS)

MATERIEL DE LA MESOTHERAPIE

ETABLISSEMENTS GUERIN, 27 rue Claude Decaen, 75012 PARIS.
Tél. 344 14-04

TABLE DES MATIERES

Imprimé en France. — Imprimerie JOUVE, 17, rue du Louvre, 75001 PARIS
Dépôt légal : 1er trimestre 1981

N° d'édition : 1407